GLAUCOMA

CIP-BRASIL. CATALOGAÇÃO NA PUBLICAÇÃO
SINDICATO NACIONAL DOS EDITORES DE LIVROS, RJ

S962g

Susanna Jr., Remo
   Glaucoma : informações essenciais para preservar sua visão / Remo Susanna Jr. – São Paulo : MG Editores, 2013.

   ISBN 978-85-7255-105-2

   1. Glaucoma. I. Título.

13-00709
                                        CDD: 617.741
                                        CDU: 617.7-007.681

www.mgeditores.com.br

EDITORA AFILIADA

Compre em lugar de fotocopiar.
Cada real que você dá por um livro recompensa seus autores
e os convida a produzir mais sobre o tema;
incentiva seus editores a encomendar, traduzir e publicar
outras obras sobre o assunto;
e paga aos livreiros por estocar e levar até você livros
para a sua informação e o seu entretenimento.
Cada real que você dá pela fotocópia não autorizada de um livro
financia o crime
e ajuda a matar a produção intelectual de seu país.

GLAUCOMA

Informações essenciais para preservar sua visão

Dr. Remo Susanna Jr.

MG EDITORES

GLAUCOMA
Informações essenciais para preservar sua visão
Copyright © 2013 by Remo Susanna Jr.
Direitos desta edição reservados por Summus Editorial

Editora executiva: **Soraia Bini Cury**
Editora assistente: **Salete Del Guerra**
Capa: **Alberto Mateus**
Imagem de capa: **Istockphoto**
Projeto gráfico e diagramação: **Crayon Editorial**
Impressão: **Sumago Gráfica Editorial**

Este livro não pretende substituir qualquer
tratamento médico. Quando houver necessidade, procure
a orientação de um profissional especializado.

MG Editores

Departamento editorial
Rua Itapicuru, 613 – 7º andar
05006-000 – São Paulo – SP
Fone: (11) 3872-3322
Fax: (11) 3872-7476
http://www.mgeditores.com.br
e-mail: mg@mgeditores.com.br

Atendimento ao consumidor
Summus Editorial
Fone: (11) 3865-9890

Vendas por atacado
Fone: (11) 3873-8638
Fax: (11) 3873-7085
e-mail: vendas@summus.com.br

Impresso no Brasil

Sumário

Prefácio 7

Introdução 9

1 Informações básicas sobre o olho humano 13

2 Glaucoma: definições importantes 15

3 Os sete pecados do glaucoma 17

4 Tratamento do glaucoma 35

5 Os dez mitos mais comuns do glaucoma 57

6 Outros tipos de glaucoma 65

7 Recursos para melhorar a deficiência
visual secundária ao glaucoma 71

Referências 81

Anexo – Apoio aos portadores de glaucoma 83

Prefácio

O GLAUCOMA É mundialmente conhecido como "o ladrão da visão": os tipos mais comuns da doença chegam sem avisar e minam progressivamente a capacidade de enxergar. Como de início as áreas da visão afetadas são periféricas, a pessoa não nota a deficiência. Quando percebe que de fato há algo de errado, o dano já avançou muito e o paciente está próximo da cegueira.

Por que escrever um livro sobre esse assunto? E por que dedicá-lo a todos os pacientes com glaucoma, a seus parentes e amigos, aos leigos em geral e também a oftalmologistas e outros profissionais de saúde que almejam saber mais sobre a doença?

Sem ser detectado e, caso seja, sem o tratamento adequado, o glaucoma cega as pessoas, independentemente de sexo ou classe social; ele ignora riqueza e privilégios. Não existe cura para a doença nem é possível reverter os danos provocados por ela. O glaucoma acomete cerca de 2% da população mundial com mais de 40 anos de idade. Não é uma moléstia rara, sendo a causa mais comum de cegueira irreversível.

A boa notícia é que o glaucoma pode ser controlado. O sucesso depende, de um lado, da extensão dos danos e, de outro, da agressividade da doença, fator que varia de paciente para paciente. Quanto mais cedo for detectada, menos sequelas provoca, permitindo uma vida normal ou praticamente normal.

Sua detecção precoce demanda pessoas bem informadas, exames periódicos e profissionais capazes de reconhecer os sinais sutis da doença e de fazer um diagnóstico precoce e preciso, encaminhando o paciente para o tratamento adequado.

Até mesmo nos países desenvolvidos, 50% dos indivíduos afetados pelo glaucoma não receberam o diagnóstico nem estão em tratamento. Metade deles fez exames oftalmológicos nos últimos dois anos.

Este livro objetiva oferecer ao leitor informações claras e precisas que lhe permitam lidar melhor com o glaucoma, entendê-lo e, dessa forma, interagir com seu oftalmologista. Ele foi escrito pelo dr. Remo Susanna Jr., um dos maiores especialistas mundiais na doença.

Boa leitura!

IVAN GOLDBERG
Chefe da Unidade de Glaucoma do Hospital de Olhos de Sydney (Austrália), professor do Departamento de Oftalmologia da Universidade de Sydney e vice-presidente da Sociedade de Glaucoma da Austrália

Introdução

A VISÃO É um dos sentidos mais importantes para o ser humano. Dela depende, por exemplo, a obtenção de alimentos, a percepção do perigo e a procura do parceiro para procriar.

É impressionante que um órgão tão pequeno quanto o olho humano seja capaz de focar as imagens em frações de segundo, de regular a entrada da luz que chega à retina e, ainda, de ter mecanismos que aumentam a sensibilidade da visão sob baixa iluminação e realizam o inverso em ambientes mais claros.

Em parceria com o cérebro (do qual é uma extensão), o olho humano realiza um ajuste diferenciado das imagens, colocando algumas em primeiro plano e desfocando outras (ou mesmo ignorando-as).

Há pouco tempo, durante uma viagem à África, notei que o nosso guia era capaz de avistar um animal entre os arbustos a uma distância impressionante. Contudo, em um ambiente comum, sua visão era igual à nossa. Esse "ajuste fino" da acuidade visual se deu provavelmente em virtude de sua profissão e também da excelente capacidade resolutiva de seu sistema visual, que o diferenciava de outros guias.

Isso mostra a capacidade do cérebro de aperfeiçoar determinadas funções visuais e a parceria entre ele e o olho. Por outro lado, a visão influencia direta ou indiretamente vários sistemas do corpo humano.

Em um mesmo ambiente, pessoas diferentes terão reações totalmente diversas, ditadas unicamente pela visão, tendo como plataforma memórias e experiências prévias originadas, pelo menos em parte, de impressões visuais.

A visão é responsável por 90% da nossa comunicação com o mundo exterior, sendo extremamente importante na formação de nosso mundo interior. É por esse motivo que, nos Estados Unidos, o medo da cegueira é suplantado apenas pelo receio de ter um câncer incurável (National Allience for Eye and Vision Research, s/d).

No mundo todo, existem aproximadamente 11 milhões de pessoas cegas de ambos os olhos e 20 milhões cegas de um olho em decorrência do glaucoma. Segundo a Organização Mundial da Saúde (OMS), a cada ano são registrados 2,4 milhões novos casos no mundo. No entanto, graças aos conhecimentos adquiridos nos últimos anos, a cegueira por glaucoma é evitável na grande maioria dos casos – se não em todos –, desde que diagnosticada precocemente e tratada de forma correta.

De acordo com a OMS, cerca de 60 milhões de pessoas tinham glaucoma em 2010. Esse número chegará a 80 milhões em 2020.

Só nos Estados Unidos o custo direto com o glaucoma ou com a perda de produtividade em consequência da doença atinge o valor de US$ 2,6 bilhões de dólares todos os anos (Bright Focus Foundation, 2012). Além do grande prejuízo pessoal e emocional provocado pela perda da visão, seu dano social e econômico é enorme.

No Brasil, não há estatísticas populacionais sobre a doença, mas estima-se que existam mais de 1 milhão de portadores da doença (Vejam, 2008).

Para evitar a cegueira provocada pelo glaucoma é necessário conhecer os sete pecados mais frequentes praticados em relação à doença, que, de forma isolada ou conjunta, são responsáveis por quase todos os casos de perda de visão ocasionados por ela.

À semelhança do que ocorre em acidentes aéreos e em outros desastres não esperados, o problema se dá por uma associação infeliz de erros.

Em 2007, a cidade sueca de Malmö foi palco de um estudo no qual os pacientes locais eram tratados por médicos e professores da mais importante universidade da região. Antes de falecer, 7% dos portadores de glaucoma estavam cegos de ambos os olhos e 27% de um olho. De forma lamentável, 20% deles já apresentavam grave perda visual no olho remanescente (Heijl, 2007).

Esses dados não diferem muito do estudo feito na cidade americana de Olmsted, em 1965, segundo o qual 14% dos pacientes com glaucoma ficaram cegos de ambos os olhos e 27% de um olho.

Como explicar que mais de 40 anos após grandes avanços tecnológicos e no conhecimento da doença, de aperfeiçoamento da técnica cirúrgica, do desenvolvimento da terapia com laser e de colírios potentes para reduzir a pressão ocular os resultados continuassem os mesmos?

Acredito que perder a visão por falta de informação quando esta está disponível ou por omissão é inadmissível. Isso, por si só, já compõe um terrível pecado, mas ele se torna mais relevante porque, se evitados os sete pecados que cito, a cegueira provocada pela doença se torna bastante improvável.

Acredito que depois de ler este livro, os pacientes entenderão não somente como o glaucoma rouba sua visão, mas também suas bases científicas e as precauções a ser tomadas contra a doença. Com esse conhecimento, poderão interagir de modo mais eficaz com seu médico e estabelecer com ele uma parceria indispensável para o controle do glaucoma.

1. Informações básicas sobre o olho humano

Antes de abordarmos os sete pecados que aumentam a incidência de cegueira no glaucoma, é preciso explicar a anatomia e o funcionamento do olho humano.

De forma simplificada, o olho humano funciona como uma máquina fotográfica. A córnea e o cristalino são lentes que, à

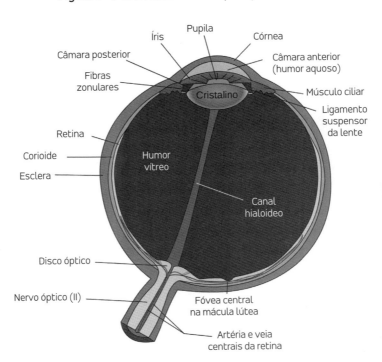

Figura 1 – O olho humano e suas principais estruturas

semelhança das lentes da máquina fotográfica, focam as imagens na retina – que corresponde ao filme dessa máquina. Enquanto a córnea tem um poder fixo de aproximadamente 44 graus, o cristalino tem um poder variável, capaz de dar o ajuste fino para focar a imagem na retina.

Pupila é a abertura na íris (colorido do olho) por onde entram as imagens que são focadas na retina. Uma vez captada pela retina, essas imagens são levadas pelo nervo óptico ao cérebro, onde serão interpretadas. Como o glaucoma danifica o nervo óptico, a conexão cérebro/olho deixa de existir.

2. Glaucoma: definições importantes

GLAUCOMA É UMA neuropatia óptica progressiva (doença do nervo óptico) caracterizada por alterações típicas do nervo e da camada de fibras nervosas da retina que o formam.

Existem mais de 25 tipos de glaucoma, sendo o mais comum o primário de ângulo aberto. Devemos mencionar também o glaucoma de ângulo fechado, o glaucoma congênito e o glaucoma secundário. A seguir, veremos cada um deles em detalhe.

Infelizmente o glaucoma é assintomático em sua fase inicial. Algum tempo depois de instalada a doença, seu portador começa a experimentar uma redução do campo visual, que pode levar à perda completa da visão. Nos casos avançados, o paciente movimenta mais os olhos e a cabeça para compensar a redução de seu campo visual. Assim, ele faz uma varredura das imagens ao seu redor, o que facilita sua locomoção e o reconhecimento de objetos e pessoas. O paciente só sente restrição do campo de visão quando este atinge os 10 graus centrais. Contudo, com os movimentos da cabeça e dos olhos, ele consegue cobrir até 50 graus do campo visual. Como é uma doença crônica, ao utilizar-se desse artifício, ele não percebe a gravidade de seu comprometimento visual. Em uma pessoa adulta, o campo de visão tem 50-60 graus superiormente, 70-75 graus inferiormente, 60 graus do lado do nariz e 90-100 graus do lado das têmporas.

O glaucoma ocorre em 2% dos pacientes brancos e em 7% dos negros com mais de 40 anos, acometendo 3,5% dos brancos e 12% dos negros com mais de 70 anos. Com o aumento da expectativa de vida da população mundial, esses números serão ainda maiores no futuro próximo. Estima-se que pessoas com histórico familiar da doença tenham entre seis e dez vezes mais chances de desenvolvê-la.

Origens históricas

O TERMO "GLAUCOMA" VEM do grego Γλαῦκος, cujo significado é "azul-esverdeado". Isso porque, nas fases finais da doença, o olho adquire em alguns casos a cor esverdeada.

O glaucoma foi descrito pela primeira vez por Hipócrates (460 a.C.-370 a.C.), considerado o pai da Medicina moderna. Segundo ele, nessa doença, "a pupila se torna cor do mar e a cegueira se instala". (Bell, 2013)

O astrônomo e físico Anders Celsius (1701-1744) acreditava ser o glaucoma uma doença do cristalino, e muitas dessas estruturas foram removidas desnecessariamente.

Em seu livro *A practical treatise on the diseases of the eye*, lançado em 1830, o oftalmologista William Mackenzie (1791-1868) atribuiu pela primeira vez a origem do glaucoma ao aumento da pressão ocular.

Esse conceito errôneo persiste até os dias de hoje, sendo uma das principais causas do não diagnóstico e do tratamento insuficiente ou excessivo. Além disso, partindo dessa premissa incorreta, o paciente é levado a acreditar que, se sua pressão ocular estiver normal, a doença encontra-se controlada.

3. Os sete pecados do glaucoma

Primeiro pecado: não diagnosticar a doença

ESSE PECADO OCORRE TANTO por descuido do paciente quanto pela conceituação errada da doença que prevalecia até há pouco tempo, como veremos nos parágrafos seguintes.

Ao achar que, por estar enxergando bem, não precisa fazer o exame oftalmológico de rotina, o paciente pode contribuir para a não detecção da moléstia. Infelizmente, isso acontece com frequência.

Toda pessoa deve fazer o exame oftalmológico no máximo a cada dois anos. Já aqueles cujos parentes diretos (pais e irmãos) têm glaucoma devem realizá-lo uma vez por ano.

Até pouco tempo atrás, o conceito prevalente era o de que o aumento da pressão ocular originava o glaucoma. Hoje, sabe-se que tal definição é equivocada.

O glaucoma é caracterizado por lesão do nervo óptico, acompanhada ou não de pressão ocular elevada e de defeito do campo visual. Assim, a pressão ocular é considerada o maior fator de risco do glaucoma, mas não pode ser vista como sinônimo da doença.

Pressão ocular

Antigamente, pressão ocular maior que 21 mmHg (milímetros de mercúrio) significava glaucoma, sendo considerado normal o paciente cujas medidas estivessem abaixo desse valor. Com isso, apenas 40% dos casos eram diagnosticados.

A verdade é: pode-se ter glaucoma apresentando pressão ocular normal – o chamado glaucoma normotensivo –, bem como não ter glaucoma apresentando pressão ocular elevada – conhecida como hipertensão ocular.

Só recentemente os pesquisadores determinaram as várias limitações do uso das medidas da pressão ocular para o diagnóstico do glaucoma. As mais comuns são:

1. ESPESSURA DA CÓRNEA

A pressão ocular é avaliada com um tonômetro de aplanação (o aparelho mais utilizado), que, para medi-la, faz contato com a córnea (Figura 2).

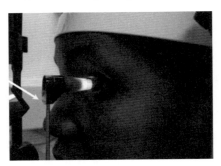

Figura 2 – Aferição da pressão ocular

Assim, a medida da pressão ocular é influenciada pelas características da córnea. Córneas finas subestimam o valor da pressão ocular, valendo o inverso para córneas mais espessas. Daí a necessidade de medir a espessura da córnea para validar as medidas pressóricas aferidas pelo aparelho. Isso é feito por meio do exame de paquimetria.

O número crescente de cirurgias para evitar o uso de óculos (em especial as de correção de miopia a laser) tem tornado a córnea mais fina e alterado sua elasticidade, falseando para menos a verdadeira pressão ocular e levando o oftalmologista a pensar que ela está controlada quando isso pode não corresponder à verdade.

Portanto, sempre alerte seu oftalmologista caso você tenha se submetido a cirurgia refrativa de miopia, de hipermetropia ou de astigmatismo pelo procedimento chamado Lasik.

Quando o paciente apresenta córneas finas (abaixo de 530 micra) ou espessas (acima de 580 micra), é interessante medir a pressão ocular com aparelhos especiais, como o tonômetro de Pascal ou o Ocular Response Analyser (ORA), que nesses casos fornecem dados mais fidedignos.

2. FLUTUAÇÃO DA PRESSÃO OCULAR

Outro fato importante é que a pressão ocular oscila muito durante o dia, podendo inclusive variar mais de 5 mmHg em dez minutos. Ela é mais alta de madrugada e logo que a pessoa acorda, períodos de difícil aferição.

Percebe-se, por conseguinte, que a medida isolada da pressão ocular, como em geral é feita, é extremamente falha para estimar as variações de pressão que o paciente sofre ao longo do dia e para verificar se doença está controlada.

A maior causa da lesão no nervo óptico é a pressão mais alta que o paciente apresenta durante o dia – o chamado pico pressórico. A detecção deste é imprescindível no tratamento da doença.

3. SUSCETIBILIDADE DO NERVO ÓPTICO À PRESSÃO

Como já vimos, há olhos cuja pressão ocular é elevada e não apresentam glaucoma. Isso acontece porque o nervo é resistente a ela. Ao contrário, como já comentamos, há olhos cuja pressão é normal mas desenvolvem glaucoma.

Nervo óptico

O glaucoma é considerado uma neuropatia óptica progressiva caracterizada por alterações típicas do nervo e da camada de fibras nervosas.

São as fibras nervosas que conduzem o estímulo luminoso. Elas se encontram espalhadas na retina e, ao se juntarem, formam o nervo óptico. À semelhança de um fio elétrico que conecta a caixa de força a uma lâmpada, o nervo óptico é o responsável por levar a imagem para o cérebro, fazendo a conexão deste com o olho.

O nervo óptico é formado por aproximadamente 1,2 milhão de fibras nervosas. Uma pessoa pode perder mais de 700 mil dessas fibras devido ao glaucoma e não perceber que está perdendo a visão.

À semelhança de um abacate de que se vai retirando "a colheradas" a polpa, o glaucoma aumenta a escavação central do tecido do nervo óptico. Alguns pacientes já nascem com essa escavação acentuada, o que pode levar a um falso diagnóstico de glaucoma. É fundamental que o médico perceba isso durante o exame oftalmológico.

A avaliação do nervo óptico é feita por meio do exame de fundo de olho e deve ser complementada, quando necessário, com fotografias estereoscópicas e/ou com aparelhos de imagem computadorizada utilizados para esse fim, como HRT, GDX e OCT.

No entanto, é preciso sublinhar que tais aparelhos, hoje, geram 15% de resultados incorretos, tanto diagnosticando como portadores de glaucoma pacientes que não o têm como não diagnosticando a doença quando o paciente a tem. É o conjunto de informações, e não apenas o resultado de exames de imagem, que deve ser considerado para detectar corretamente a doença.

O caso a seguir exemplifica a importância da análise global dos dados para o diagnóstico e encaminhamento do paciente.

Uma jovem de 34 anos me procurou preocupada com a possibilidade de ter glaucoma. Seu pai e uma tia materna ficaram cegos de ambos os olhos em decorrência da doença. Embora os exames convencionais estivessem normais, seu nervo óptico esquerdo chamou-me a atenção. Nele havia uma pequena deficiência na parte inferior, que poderia ser de nascença e não causada pelo glaucoma. Sua pressão ocular era de 17 mmHg em ambos os olhos – dentro, portanto, da normalidade.

Porém, devido a essa deficiência no nervo óptico e aos fortes antecedentes hereditários, pedi a ela que retornasse em uma semana a fim de realizar uma série de exames mais detalhados.

A prova de sobrecarga hídrica, usada para detectar picos pressóricos, mostrou um pico de 24 mmHg no olho suspeito, ao contrário do olho contralateral, cujo pico foi de 18 mmHg. Essa assimetria de pico de pressão é comum em glaucoma, rara em indivíduos normais, surgindo o valor mais elevado no olho com maior lesão. A mesma deficiência no nervo óptico constatada no exame clínico foi assinalada no HRT, no GDx e na perimetria de frequência dupla (FDT). Todos esses exames complementares confirmavam a lesão do nervo.

Mesmo que em tais exames haja uma porcentagem de erro de 15%, todos os aparelhos – ainda que com tecnologias diversas e pesquisando aspectos diferentes da doença – apontavam para o mesmo local, exatamente a região que despertara a suspeita clínica. Esta, associada ao pico pressórico mais elevado no olho esquerdo, não deixava dúvidas de que a lesão era glaucomatosa. Pouco tempo depois, surgiu uma hemorragia exatamente no mesmo local do nervo óptico. A hemorragia do disco ocorre em alguns tipos de glaucoma, sendo um importante sinal de atividade da doença e da maior fragilidade desse nervo diante da moléstia.

Com o tratamento, o pico pressórico foi reduzido para 12 mmHg na prova de sobrecarga hídrica. Essa paciente vem sendo acompanhada há mais de oito anos sem apresentar nenhuma progressão da doença. Ela faz exames oftalmológicos a cada quatro ou seis meses, pois com o tempo o glaucoma poderá ficar mais severo, o que é frequente com a idade. Além disso, por ter parentes próximos afetados pela doença e em virtude da hemorragia do nervo óptico, a paciente é propensa a que a doença progrida com mais rapidez.

Comentei esse caso para mostrar que o diagnóstico de glaucoma foi feito inicialmente pela suspeita clínica levantada no exame oftalmológico de rotina do nervo óptico, tendo sido confirmado por exames de imagem computadorizada. Percebe-se que os sinais que, isoladamente, teriam valor reduzido, quando reunidos deixam claro o diagnóstico do glaucoma. Trata-se de um trabalho semelhante ao do investigador que procura as pistas de um crime. No livro *Grand rounds – Casos ameaçadores que merecem ser vistos* (Machado, Babic e Susanna Jr., 2011), a dra. Cleide Machado escreve com propriedade:

> Poucas coisas se comparam, no exercício da medicina, ao fascínio do desafio clínico. Aquele momento único em que são colocados em xeque todos os nossos conhecimentos de

epidemiologia, anatomia, fisiologia, patologia [...] mas, sobretudo, nosso raciocínio clínico, experiência e destreza médica. É nessas ocasiões que temos certeza de ter escolhido a profissão correta: todos ganham com nossas vitórias, não havendo perdedores.

Assim, fique atento: tão importante quanto perguntar ao oftalmologista qual é a sua pressão ocular é perguntar como está o seu nervo óptico.

O exame do nervo óptico foi por mim sistematizado a fim de tornar prático e acurado o diagnóstico da doença. Apresentei esse estudo em Paris, em 2003, com o nome de Early Diagnostic Program (EDP). O programa recebeu reconhecimento internacional imediato, tendo sido considerado pela comunidade europeia o melhor método para ensino e diagnóstico da doença. Posteriormente, passou a fazer parte de programas educacionais e de detecção de glaucoma nos Estados Unidos, no Canadá, no Japão, na Inglaterra, na França, na Espanha, na Dinamarca e na Itália, entre outros.

Campo visual

O exame de campo visual é de grande valor no auxílio ao diagnóstico e à identificação do estágio do glaucoma. Para tanto, utiliza-se um aparelho denominado campímetro ou perímetro. Quase sempre automatizado, ele mapeia o campo de visão do paciente.

O defeito que o glaucoma causa no campo visual é típico, bem como sua evolução, e todo especialista qualificado deve saber identificá-lo.

Segundo pecado: não detectar a progressão da doença

A NÃO REALIZAÇÃO DE exames pedidos ou a não solicitação destes com a frequência necessária são algumas das principais causas desse pecado.

A Figura 3 mostra a progressão da doença no campo visual. Observe que, à semelhança do que ocorre estrategicamente em uma guerra, o glaucoma "cerca" a área central de visão para depois destruí-la. A perda visual não é percebida pelo paciente, cabendo ao médico detectar a progressão da doença.

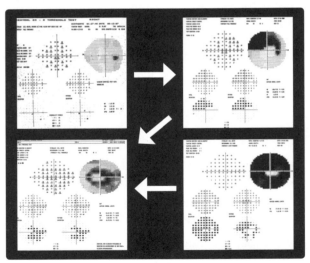

Figura 3 – Perda do campo visual provocada pelo glaucoma

Portanto, é fundamental realizar exames de campo visual com uma periodicidade que varia entre quatro meses e um ano, dependendo do paciente, da velocidade de progressão anterior da doença e do estágio em que se encontra o glaucoma.

A progressão da doença também pode ser detectada pelas alterações que ocorrem no nervo óptico (veja a p. 20).

Em resumo, o paciente deve sempre perguntar ao seu médico como estão seu campo de visão e seu nervo óptico e se sua pressão ocular está controlada.

Terceiro pecado: não diferenciar os tipos de glaucoma

Não diferenciar o glaucoma de ângulo aberto dos glaucomas de ângulo fechado e dos secundários configura o terceiro pecado, que é de total responsabilidade do médico.

O oftalmologista deve estar familiarizado com o exame de gonioscopia, no qual o sistema de drenagem do olho, encarregado de reduzir a pressão ocular, é examinado com uma lente especial.

Existem mais de 25 tipos de glaucoma. É importante saber qual modalidade afeta sua visão, pois cada uma delas tem um comportamento e demanda um tratamento específico. Como até o momento não existe cura para a doença, tipificá-la é a melhor maneira de contê-la. Também há remédios prescritos para outras doenças que não devem ser usados em um tipo de glaucoma mas podem ser usados em outros.

Pergunte sempre ao oftalmologista que tipo de glaucoma é o seu.

O glaucoma mais comum é o aberto, que atinge cerca de 70 milhões de pessoas em todo o mundo. No Capítulo 6 abordaremos outros tipos de glaucoma. No entanto, como estamos falando da diferenciação entre os glaucomas, trataremos a seguir de outra modalidade também frequente: o glaucoma de ângulo fechado primário.

Glaucoma de ângulo fechado primário

Ao contrário do glaucoma de ângulo aberto, os glaucomas de ângulo fechado, que acometem cerca de 18 milhões de pessoas no mundo, costumam ser sintomáticos.

De acordo com a sintomatologia, ele é classificado como crônico, subagudo e agudo.

O glaucoma crônico, à semelhança do aberto, é assintomático; já o tipo subagudo é caracterizado por dores esporádicas que atingem a metade direita ou esquerda da cabeça (conforme o olho acometido), podendo haver embaçamento visual e desconforto ocular. Seus sintomas muitas vezes são confundidos com os de enxaqueca. Caso você perceba embaçamento visual, consulte seu oftalmologista para verificar se não se trata de glaucoma de ângulo fechado subagudo.

Nesses casos, o oftalmologista deve realizar a gonioscopia para verificar se o sistema de drenagem do olho está fechado ou apresenta sinais de que houve fechamento. Isso porque nesse tipo de glaucoma a pressão pode se elevar e se normalizar rapidamente, mascarando a presença da doença. Com a gonioscopia o profissional será capaz de detectar a doença mesmo que a pressão ocular esteja normal naquele momento.

O tipo agudo de glaucoma de ângulo fechado, por sua vez, caracteriza-se por dor forte e contínua. Seus sintomas mais frequentes, embora nem todos precisem estar presentes simultaneamente, são:

> Dor em um dos lados da cabeça.
> Diminuição da acuidade visual e visão de halos coloridos (como se fosse um arco-íris) quando se olha para uma luz incandescente.

> Vermelhidão e dor ocular.
> Sudorese, vômitos/enjoo e palidez. Esses sintomas – nem sempre presentes – podem ser confundidos com enfarto do miocárdio. É importante lembrar que nesse caso não há embaçamento da visão nem dor no globo ocular.
> A pupila do olho afetado mostra-se maior do que a do olho contralateral, ou seja, mais dilatada. Isso porque a pressão elevada do olho paralisa o músculo que contrai a pupila.

A Figura 4 representa um paciente com crise aguda de glaucoma caracterizada pela dor de um só lado da cabeça. Esse tipo de glaucoma é considerado urgência oftalmológica e, se não for tratado rapidamente, pode levar à cegueira em menos de 24 horas.

Figura 4 – Representação de paciente com crise aguda de glaucoma

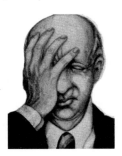

Embora o glaucoma de ângulo fechado seja menos frequente que o de ângulo aberto, ele proporcionalmente causa mais cegueira que este último.

No glaucoma de ângulo fechado, o sistema de drenagem (trabeculado) é fechado pela periferia da íris de forma abrupta no tipo agudo, de modo intermitente no tipo subagudo e de maneira progressiva na modalidade crônica.

Em geral, a periferia da íris se aproxima do sistema de drenagem quando há dilatação da pupila. Tal dilatação ocorre em todas as pessoas em ambientes escuros, em estados emocionais variados e em virtude do uso de determinados medicamentos. Entretanto, em alguns indivíduos, principalmente os que têm hipermetropia (óculos com lentes positivas para longe), a periferia da íris chega a tocar o sistema de drenagem, ocluindo-o. Isso pode desencadear o glaucoma agudo, elevando a pressão do olho para mais de 30 mmHg.

Em 20% dos casos o glaucoma agudo pode ocorrer em ambos os olhos ao mesmo tempo ou com poucas horas ou dias de diferença.

Esses glaucomas podem ser curados ou prevenidos, desde que diagnosticados precocemente. A cura é obtida com um procedimento simples a laser chamado iridectomia ou iridotomia. Feita com anestesia tópica (colírio anestésico), a cirurgia dura apenas alguns segundos e consiste em fazer uma pequena abertura na íris que permita que o humor aquoso atinja o trabeculado.

Essa intervenção em geral é feita em ambos os olhos a fim de evitar que a crise venha a ocorrer no olho contralateral. Contudo, se o procedimento não for feito em tempo hábil, o fechamento do ângulo pode ser permanente, o que demandará, além da iridectomia a laser, o uso de colírios, como no glaucoma de ângulo aberto. Também pode ser preciso recorrer à trabeculectomia.

Em alguns casos, mesmo que a iridectomia tenha sido feita em tempo hábil, a íris permanece justaposta ao sistema de drenagem, ocluindo-o. Isso ocorre em cerca de 25% dos pacientes. Nesses casos, chamados de íris em platô, é necessário usar o colírio de pilocarpina, o único que afasta a íris do sistema de drenagem, abrindo-o. No lugar da pilocarpina pode-se usar uma aplicação de laser chamada iridoplastia, que por meio de queimaduras retrai a periferia da íris, abrindo o sistema de drenagem do olho.

É principalmente para os glaucomas de ângulo fechado que os alertas são feitos na bula dos medicamentos contraindicados para glaucoma.

Vejamos a seguir algumas características importantes do glaucoma de ângulo fechado:

> É o único que pode se agravar ou mesmo ser desencadeado pelo estado emocional do paciente, por remédios contra sinusite/gripe, ansiolíticos e antidepressivos. Estes devem ser evitados por pacientes com esse tipo de glaucoma ou com alguma condição que possa provocá-lo (como ângulo de drenagem estreito). Pergunte sempre ao seu oftalmologista se você pode usar a medicação receitada pelo seu médico.

> Seus portadores não devem ter a pupila dilatada em consultórios oftalmológicos, a não ser que seja imprescindível.

> Pacientes com esse glaucoma não devem ficar de cabeça para baixo por tempo prolongado. Essa posição, comumente praticada na ioga, também prejudica os portadores de outros tipos de glaucoma.

> Ambientes escuros e estados de excitação causam a dilatação da pupila e podem desencadear a crise de glaucoma agudo, pois nesses casos a íris oclui o sistema de drenagem do olho.

> A posição de barriga para baixo (pronoposição) também pode levar ao fechamento do sistema de drenagem em pacientes com ângulo estreito, por deslocar o cristalino e a íris na direção desse sistema.

É mitológica, no meio médico, a conduta do eminente oftalmologista austríaco Carl Ferdinand von Arlt (1812-1887). Ao notar que o glaucoma agudo acometia mais frequentadores de bordéis, ele recomendava a seus pacientes que não fossem a esses lugares. Neles, o cidadão ficava excitado, em ambiente escuro e em decúbito ventral. Segundo alguns historiadores, é possível que eles tenham tido algum benefício evitando os bordéis da época, mas seguramente não apreciaram o tratamento.

Quarto pecado: não avaliar a gravidade da doença

É SABIDO EM MEDICINA que pacientes com distúrbios graves devem ser internados na unidade de terapia intensiva enquanto pacientes de menor gravidade podem ir para a semi-intensiva, a enfermaria ou mesmo receber tratamento ambulatorial. O mesmo ocorre no caso do glaucoma.

Vejamos o caso de uma paciente que não teve a doença diagnosticada apesar de ter consultado vários profissionais. Sua pressão ocular era normal, bem como o exame de campo visual. Recentemente, um oftalmologista diagnosticou a doença baseado no aspecto do nervo óptico, mas como o campo visual era normal o profissional acreditou que o problema estava no estágio inicial, não necessitando de tratamento mais intenso.

Quando a paciente chegou até mim, realizei uma perimetria mais seletiva, denominada perimetria de frequência dupla, que mostrou um grande comprometimento do campo de visão. Na perimetria convencional, as células nervosas avaliadas são mais numerosas e redundantes que o contingente de células avaliadas pela perimetria de frequência dupla. Assim, no exame convencional, umas células compensam a falta de outras, o que não ocorre na maioria das vezes com a perimetria de frequência dupla. Contudo, em determinadas situações, a perimetria convencional detecta a lesão ao passo que a de frequência dupla não consegue fazê-lo. Por esse motivo esses dois exames são considerados complementares.

O exame de GDx feito nessa paciente mostrou também grande perda das fibras nervosas da retina.

Esse caso exemplifica como a doença pode ser sorrateira. Enquanto, por meio de exames convencionais, o médico acreditava que o glaucoma era inicial, este estava "roubando" um contingente importante de células nervosas, o que passava despercebido ao médico e ao paciente. Na realidade, a paciente encontrava-se em fase avançada da doença.

Assim, o não reconhecimento da gravidade do glaucoma poderá levar a um tratamento inadequado e/ou insuficiente, resultando na progressão deste. Por sua vez, se o paciente também não acreditar na gravidade da doença da qual é portador, poderá não seguir as prescrições médicas com o rigor necessário.

Quinto pecado: não reduzir a pressão ocular de forma adequada

É SABIDO QUE QUANTO mais severa a lesão glaucomatosa mais baixa deverá ser a pressão ocular para evitar sua progressão. Assim, não existe no tratamento do glaucoma uma pressão que seja boa para todos. Ela é específica a cada paciente, sendo chamada de pressão-alvo para aquele indivíduo.

Em alguns casos a intervenção cirúrgica é necessária para obter pressões compatíveis com a gravidade do glaucoma.

Sexto pecado: não iniciar o tratamento precocemente

SALVO OS CASOS EM que o paciente por decisão própria se recusa a tratar-se ou não segue a prescrição, esse pecado é praticado quase exclusivamente por oftalmologistas.

Em 2004, tive discussões sérias com colegas proeminentes oftalmologistas da Suécia, da Holanda e dos Estados Unidos que, baseados em alguns estudos (com amostra pequena e acompanhados por tempo curto), sugeriam que o glaucoma não deveria ser tratado precocemente por ser uma doença de evolução lenta.

Para eles, o tratamento deveria ser instituído de forma precoce apenas em certos tipos de glaucoma secundário, naqueles com pressão elevada e em pacientes jovens. Tais ocorrências são relativamente raras e, diante dessa conduta, a grande maioria de pacientes com glaucoma não seria tratada.

Alguns desses especialistas também recomendavam que a doença, desde que não se configurasse muito severa, não fosse tratada em pacientes mais velhos, pois acreditavam que eles morreriam antes que o glaucoma tivesse tempo de cegá-los.

A meu ver, tal crença é absurda, pois é difícil prever com segurança quanto tempo determinado paciente viverá, bem como a velocidade de progressão futura do glaucoma, ainda que se baseiem na velocidade pregressa de progressão da doença. Embora o melhor modelo estatístico para estimar tal velocidade seja o linear, ele está muito aquém do que seria o ideal para um tratamento correto.

Para fazer frente a essas orientações que se espalhavam pela comunidade oftalmológica com rapidez alarmante, criei um programa chamado The Unpredictability of Glaucoma Progression (a imprevisibilidade da progressão do glaucoma), mostrando as incoerências de não tratar o glaucoma precocemente. Esse programa passou a ser utilizado em vários países da Europa e no Japão, deixando claro que não era possível prever com a segurança necessária a evolução da doença.

Felizmente, a comunidade científica mudou de opinião e hoje o não tratamento do glaucoma é raridade.

Sétimo pecado: não seguir as recomendações médicas

ESSE PECADO É PRATICADO exclusivamente pelo paciente. Por incrível que pareça, nos Estados Unidos, 30% dos pacientes interrompem o tratamento três meses depois de diagnosticados!

Quase 70% dos demais deixam de pingar o colírio no horário correto ou simplesmente esquecem uma ou mais instilações.

Na Tabela 1, apresento os resultados de um estudo de fidelidade ao tratamento conforme a frequência de instilações prescritas pelo médico, a porcentagem de instilações realizadas pelo paciente e a precisão no horário em que este pingou o colírio.

Tabela 1 – Fidelidade ao tratamento de glaucoma de acordo com a frequência de instilações prescrita

PRESCRIÇÃO	NÚMERO EFETIVO DE INSTILAÇÕES	HORÁRIO CERTO
1 vez	79%	74%
2 vezes	69%	58%
3 vezes	65%	46%
4 vezes	51%	40%

Alguns pacientes deixam de usar a medicação de propósito, antes da consulta médica para saber se precisam mesmo do remédio. Se a pressão estiver normal, eles presumem, de forma errônea, que não precisam mais da medicação. Trata-se de uma visão deveras simplista e errada da importância de seguir corretamente o tratamento.

A falha em pingar o colírio equivale à situação em que você sai de casa e deixa a porta aberta. Talvez o ladrão não esteja por perto naquele momento e assim você não seja assaltado, mas se a porta for deixada sempre aberta em algum momento o furto acontecerá. **No glaucoma, o ladrão está sempre à espreita.** Ele fará isso sem que você perceba até os estágios finais da doença – quando a perda será tão grande que então você a notará.

É importante conscientizar-se de que a visão perdida não mais será recuperada, apesar de todo o conhecimento científico disponível atualmente. Na melhor das hipóteses, com o tratamento, a doença estabilizará ou a velocidade da perda será reduzida o bastante para não prejudicar sua visão.

Não deixe de seguir corretamente a prescrição de seu médico. Caso não possa fazê-lo, converse com ele. Com certeza ele lhe indicará uma alternativa viável.

4. Tratamento do glaucoma

O TRATAMENTO DO glaucoma baseia-se exclusivamente em reduzir a pressão ocular – tanto seus picos como a média – do paciente. Outros métodos alternativos até o momento não se mostraram eficientes ou carecem de comprovação científica.

Enquanto a pressão ocular tem importância relativa no diagnóstico do glaucoma, sua redução é crucial para evitar a progressão da doença.

O paradigma do tratamento do glaucoma é usar inicialmente colírios em forma isolada ou combinada (duas ou mais substâncias hipotensoras oculares em um mesmo frasco de colírio), dependendo da pressão-alvo de cada paciente. Lembre-se de que a pressão-alvo varia de indivíduo para indivíduo; sua determinação pelo médico depende de vários fatores, entre eles a idade, o grau de severidade da doença, a rapidez de seu avanço etc.

Caso o tratamento com colírios não seja suficiente, pode-se recorrer ao uso de laser.

No caso do glaucoma de ângulo aberto, o procedimento chama-se trabeculoplastia e não envolve o uso de material cortante.

Se mesmo após a aplicação do laser a pressão mantiver-se elevada em relação à pressão-alvo, recorre-se à cirurgia incisional. Em alguns casos, dada a gravidade da doença, pode-se ir diretamente para a cirurgia incisional, pois essa é a forma mais eficiente de evitar a progressão do glaucoma.

Embora a cirurgia apresente mais risco de complicação que o tratamento clínico (colírios) ou com laser, tal risco é muito inferior ao que o paciente correria de perder a visão caso o procedimento não fosse realizado. Como a cirurgia também pode perder a eficácia com o tempo, o momento de sua realização deve ser escolhido com cuidado.

Tratamento clínico

O TRATAMENTO CONSISTE NA aplicação de colírios hipotensores oculares. Estes podem reduzir a quantidade de líquido que entra no olho – o humor aquoso – ou melhorar seu escoamento.

Para ilustrar, pensemos em uma pia semientupida. Se diminuirmos a água que sai da torneira ou aumentarmos a vazão pelo ralo, evitamos que ela transborde. No glaucoma, a pressão sobe porque o escoamento não é suficiente. É como se o encanamento da pia estivesse entupido. Assim, reduzindo-se o ingresso de humor aquoso, reduz-se também a pressão ocular. Também é possível utilizar drogas que aumentam o escoamento, quer pelo sistema trabecular, quer pelo sistema uveoescleral – os dois sistemas de escoamento do olho (Figura 5).

Figura 5 – Tratamento clínico do glaucoma

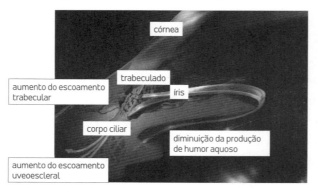

Outra opção é usar uma combinação de drogas – chamada de combinação fixa – que, ao mesmo tempo que reduz a entrada de líquido, aumenta seu escoamento, obtendo-se assim o efeito hipotensor máximo.

A vantagem da combinação fixa é melhorar a qualidade de vida do paciente: além de serem necessárias menos instilações, diminui-se a quantidade de conservantes instilados no olho, visto que estes podem provocar efeitos colaterais de toxicidade, como secura, vermelhidão, sensação de corpo estranho e desconforto ocular.

Vejamos a seguir, em detalhe, os tipos de colírio empregados para reduzir a pressão ocular.

Drogas que reduzem a entrada de líquido no olho
Devem ser instiladas de duas a três vezes por dia.

COLÍRIOS COM BETABLOQUEADORES

Podem causar diminuição da frequência cardíaca, asma, fadiga e perda da libido em homens. Muitas vezes, sem saber que o paciente está utilizando esse medicamento, o cardiologista, ao notar uma frequência cardíaca muito baixa, indica a colocação de marca-passo. Por isso, sempre informe seu médico de que está fazendo uso desses colírios. A simples mudança de medicamento reestabelece a frequência cardíaca normal.

Os colírios com betabloqueadores reduzem a pressão ocular em 20% a 27%. O timolol é a droga mais comumente usada dessa classe, sendo conhecida também pelo nome de Timoptol, Nyolol e Betagan. Está presente ainda em combinações fixas de colírios, como Combigan, Duotravatan, Azorga, Cosopt, Xalacom e Ganfort.

Com menos efeitos colaterais, principalmente em relação aos pulmões, existem os betabloqueadores seletivos, dos quais o mais usado é o betaxolol, conhecido comercialmente como Betoptic. Infelizmente, sua eficácia na redução da pressão ocular é menor que a dos medicamentos antes mencionados.

COLÍRIOS COM ALFA-ADRENÉRGICOS

Os alfa-adrenérgicos também agem sobre o escoamento do humor aquoso, reduzindo a pressão ocular em 20% a 25%. Podem causar depressão, letargia e sonolência. Em geral provocam sintomatologia ocular, como vermelhidão, prurido, olho seco, ardência, sensação de corpo estranho e reações toxicoalérgicas, não devendo ser usados em crianças com menos de 20 quilos.

A droga mais utilizada é a brimonidina na concentração de 0,2% (Alphagan). O uso dessa droga na concentração de 0,1% reduz bastante os efeitos colaterais citados, mas não elimina a eficiência. Seu nome comercial é Alphagan Z.

Em combinação fixa com o betabloqueador timolol, tem o nome de Combigan.

COLÍRIOS COM INIBIDORES DA ANIDRASE CARBÔNICA TÓPICA

Reduzem a pressão ocular em 20% a 25% e provocam poucos efeitos adversos, entre eles gosto amargo na boca, ardência e vermelhidão ocular e prurido. Os mais comuns são a dorzolamida (Trusopt) e a brinzolamida (Azopt). São encontrados nas combinações fixas com timolol com o nome de Cosopt e Azorga.

INIBIDORES DA ANIDRASE CARBÔNICA SISTÊMICA
POR INGESTÃO DE COMPRIMIDOS

Reduzem a produção de humor aquoso em torno de 50% e a pressão ocular em 30% a 40%. Podem causar depressão, letargia, sonolência, cálculo renal, alterações na composição do sangue, síndrome de Steven Johnson (doença grave resultante de hipersensibilidade alérgica à droga), câimbras, diarreia, prisão de ventre e perda de apetite, entre outros sintomas.

Raramente prescritos nos dias de hoje, seus representantes mais comuns são o Diamox e o Neptazane.

Drogas que aumentam o escoamento

A brimonidina, já mencionada, tem fraca ação no escoamento e deve ser usada duas a três vezes ao dia.

ANÁLOGOS DAS PROSTAGLANDINAS

São os colírios hipotensores oculares mais potentes, reduzindo a pressão ocular em 27% a 35%. Têm a vantagem de ser instilados apenas uma vez ao dia. Além disso, são os mais eficazes na redução dos picos de pressão ocular.

Podem causar reações alérgicas (embora isso seja incomum), aumento do número e da espessura dos cílios e hiperpigmentação palpebral e periorbitária (olheiras). Em olhos azul-esverdeados e verde-acastanhados, bem como naqueles que no exame oftalmológico apresentem duas cores, a cor da íris (colorido do olho) pode adquirir uma tonalidade marrom-escura. Ao contrário das demais mudanças citadas, esta é permanente.

As prostaglandinas têm sua ação máxima oito horas após a instilação, apresentando uma redução gradativa no decorrer do dia, mas muito menor do que a perda de ação que ocorre nas drogas que diminuem a produção do humor aquoso. Assim, é conveniente usar as prostaglandinas à noite, pois ela agirá mais fortemente nas primeiras horas da manhã, quando a pressão do olho costuma ser mais elevada.

Vale ressaltar que, enquanto as drogas que diminuem a produção do humor aquoso devem obedecer a certo rigor no horário das instilações, as prostaglandinas, em virtude de sua potência e duração, permitem um horário de instilação menos rígido.

Entre os exemplos mais comuns podemos citar Xalatan, Lumigan, Travatan e Saflutan. Em combinações fixas com o timolol, temos Xalacom, Duotravatan e Ganfort.

PILOCARPINA

Age aumentando o escoamento pelo trabéculo corneoescleral. Reduz a pressão ocular em média em 25% e deve ser instilado de duas a quatro vezes ao dia.

A droga pode ocasionar alergia, embaçamento da visão e fechamento da pupila, dificultando a visão em ambiente escuro. Também pode provocar miopia, que é reversível com a retirada da droga.

A pilocarpina tem seu efeito máximo duas horas após a instilação do colírio, diminuindo sua ação ao longo do dia. Não existem combinações fixas dessa droga no Brasil; as mais comumente encontradas são a pilocarpina e a isoptocarpina.

Como aplicar os colírios

Vejamos a seguir a forma correta de pingar o colírio, ou seja, a técnica de instilação.

1. Lave bem as mãos.
2. Deite de costas ou incline a cabeça para trás.
3. Puxe a pálpebra inferior e olhe o máximo possível para cima ou, como alguns preferem, mire diretamente o aplicador do frasco do colírio.
4. Aperte o frasco de colírio até que uma gota caia em seu olho. Uma vez que isso aconteça, o exato local onde o líquido caiu tem pouca importância (Figura 6).
5. Após a instilação, feche os olhos por dois minutos, se possível. Não fique piscando, pois isso eliminará o colírio do olho.
6. Comprima o saco lacrimal por um a dois minutos com o olho ainda fechado, como mostra a Figura 7. Isso permitirá que o medicamento fique mais tempo em contato com o olho e diminuirá a absorção sistêmica da droga, diminuindo seus efeitos colaterais.
7. Caso use mais de um colírio, mantenha um intervalo mínimo de cinco minutos entre as aplicações. Caso contrário, a segunda medicação lavará a primeira antes que esta tenha sido suficientemente absorvida.
8. Se você usa lente de contato, dê um prazo de no mínimo 20 minutos para colocá-la.
9. Se você se esqueceu de colocar o colírio e lembrou horas depois, aplique o colírio assim que perceber o esquecimento e faça as aplicações subsequentes no horário rotineiro.
10. Caso viaje para países que tenham fuso horário diferente do nosso, assuma o horário do país em que se encontrar, mesmo que isso acarrete uma diferença em relação ao dia anterior.

Figura 6 – Instilação de colírio

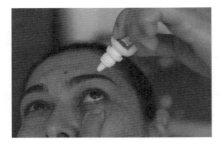

Figura 7 – Compressão do saco lacrimal

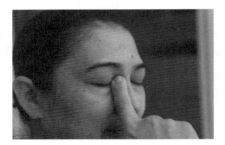

Tratamento cirúrgico

Trabeculoplastia a laser

O tratamento com o laser de argônio, também conhecido como trabeculoplastia, é normalmente adotado quando a terapia medicamentosa não foi suficiente para reduzir a pressão ocular ao nível da pressão-alvo ou quando o paciente, por motivo de intolerância medicamentosa, não pode usar colírios.

Em geral, é utilizado antes da cirurgia incisional. Consiste em aplicações de laser no trabeculado (área de escoamento do humor aquoso), podendo ser feito em uma ou duas sessões.

É um procedimento rápido (dura alguns minutos) e geralmente indolor, feito com anestesia tópica (instilação de colírio anestésico).

Contudo, em pacientes graves de glaucoma, normalmente se "pula" esse tratamento, uma vez que ele é eficiente em cerca de 50% dos casos no glaucoma primário de ângulo aberto e perde seu efeito em 50% dos casos também em cinco anos.

Nos glaucomas graves, não se pode dar oportunidade para que a doença progrida, tendo em vista o grande risco de perda de visão. Por esse motivo não se indica o laser nesses casos, e sim a cirurgia incisional.

A redução da pressão intraocular com a trabeculoplastia fica em torno de 20% a 25%. Raramente o paciente vê-se livre de colírios hipotensores oculares, embora possa diminuir o número deles, melhorando assim sua qualidade de vida e permanecendo fiel ao tratamento.

Na trabeculoplastia, existe uma possibilidade de 5% a 10% de aumento da pressão ocular, níveis suficientemente altos para que a cirurgia convencional seja indicada com certa urgência em determinados casos.

A Tabela 2 mostra o sucesso da aplicação do laser em vários tipos de glaucoma. É importante ressaltar que, na época em que o estudo foi feito (década de 1980), considerava-se que o tratamento era bem-sucedido quando se obtinham pressões abaixo de 21 mmHg – uma grande falha no conhecimento médico sobre a doença, como já vimos.

Dois tipos de glaucomas secundários de ângulo aberto são relativamente frequentes e reagem bem ao tratamento com laser: o pseudoesfoliativo e o pigmentar.

O primeiro é mais comum em indivíduos jovens (entre 34 e 45 anos) e míopes. Caracteriza-se por picos altos de pressão ocu-

Tabela 2 – Resultados da trabeculoplastia segundo vários autores

AUTOR E ANO	GLAUCOMA PRIMÁRIO DE ÂNGULO ABERTO	GLAUCOMA PIGMENTAR	GLAUCOMA PSEUDO--ESFOLIATIVO	PROCESSOS INFLAMA-TÓRIOS
Liberman, 1980	44%	80%	71%	–
Schwartz, 1981	50%	77%	90%	–
Wilensky, 1982	70%	88%	78%	5,2%
Susanna, 1983	60%	72%	85%	–

lar e surge quando o pigmento liberado pela íris bloqueia o sistema de drenagem do olho. Isso ocorre porque a íris roça anormalmente a zônula, estrutura que mantém o cristalino no lugar. Associa-se com certa frequência a descolamento de retina (6%); por isso, o exame de mapeamento de retina é recomendado a esses pacientes.

Enquanto o glaucoma pigmentar tende a perder força com a idade e pode apresentar picos de pressão durante exercícios físicos, o pseudoesfoliativo tende a ganhar força com o tempo e não tem relação com atividades físicas. Ele é mais comum em pessoas com mais de 60 anos (com ou sem catarata) e decorre da deposição de uma substância microscópica semelhante à caspa de cabelo no sistema de drenagem do olho, entupindo-o.

A Tabela 3 (veja a p. 45) mostra a duração do efeito da trabeculoplastia de acordo com o tipo de glaucoma.

Nota-se, assim, uma nítida diminuição da eficácia do tratamento com laser com o passar dos anos. A repetição desse procedimento, por sua vez, é eficaz em apenas 20% a 30% dos casos.

Tabela 3 – Duração do efeito hipotensor da trabeculoplastia conforme o tipo de glaucoma

TEMPO DE DURAÇÃO DO EFEITO HIPOTENSOR	GLAUCOMA PRIMÁRIO DE ÂNGULO ABERTO	GLAUCOMA PIGMENTAR	GLAUCOMA PSEUDO- -ESFOLIATIVO
5 anos	40,3%	45%	65,7%
10 anos	26,8%	–	26,9%

A redução da pressão com a trabeculoplastia pode demorar de duas a três semanas para aparecer, motivo pelo qual é importante não promover nova intervenção no paciente antes desse período.

Há duas hipóteses para explicar o mecanismo de ação da trabeculoplastia. A primeira é a de que a queimadura provocada pelo laser retrai a malha trabecular (área de escoamento do humor aquoso), abrindo seus poros e aumentando assim a drenagem.

A segunda hipótese é a de que a aplicação do laser ativaria células especiais dos macrófagos, localizados na malha trabecular e responsáveis pela "limpeza" do trabeculado, aumentando assim a drenagem.

Tratamento cirúrgico incisional ou convencional

É indicado quando o tratamento clínico ou a laser não é suficiente para controlar o avanço da doença ou quando é grande o risco de perda da visão central no caso de haver progressão, mesmo que esta seja pequena.

TRABECULECTOMIA

Criada na década de 1960 por Cairns, sofreu vários aperfeiçoamentos técnicos desde então e é considerada a melhor de todas as cirurgias antiglaucomatosas. Como veremos, a maioria dessas cirurgias consiste em estabelecer uma comunicação entre o interior do olho e o espaço subconjuntival. Conjuntiva é uma membrana fina que reveste a parte branca dos olhos, chamada de esclera. Quando ela se inflama por qualquer causa, torna-se avermelhada – é a famosa conjuntivite.

Na trabeculectomia faz-se uma fístula – comunicação que não existe normalmente – entre a câmara anterior do olho (espaço entre a íris e a córnea), onde fica o humor aquoso, e o espaço subconjuntival. Isso faz que o humor aquoso desloque-se da câmara anterior para o espaço embaixo da conjuntiva. Aí se forma uma pequena vesícula pela qual o humor aquoso é absorvido (veja a Figura 8).

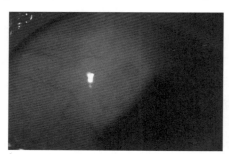

Figura 8 – Vesícula formada abaixo da conjuntiva

Normalmente essa vesícula localiza-se abaixo da pálpebra superior, não sendo visível a não ser que se eleve a pálpebra. O paciente deve evitar essa manobra, pois pode inadvertidamente comprimir o globo ocular ou esgarçar a conjuntiva, o que em alguns casos origina complicações sérias.

Para que a cirurgia tenha sucesso, é necessário que a fístula não se feche nem cicatrize. O organismo sempre tentará fechá-

-la, pois considera esse pertuito não fisiológico. Esse fechamento se dá pela cicatrização, maior causa de insucesso da cirurgia. É bom lembrar que estamos lutando contra uma das maiores forças da natureza para a preservação da vida: o processo de cicatrização, sem o qual a própria sobrevivência da espécie seria colocada em risco.

Caso o paciente já tenha feito uma cirurgia ocular, a memória cicatricial do olho aumentará as chances de insucesso cirúrgico, fechando a fístula criada pelo cirurgião e retornando às condições em que o olho se encontrava antes da operação.

Para diminuir a cicatrização, utilizam-se frequentemente antifibróticos como Mitomicina C e 5-Fluoracil durante a cirurgia. Aplicações adicionais podem ser feitas no pós-operatório. Também é comum a prescrição de medicamentos que impedem a formação de vasos sanguíneos que levam "matéria-prima" para a cicatrização (anti- VGF) e de anti-inflamatórios locais e sistêmicos.

No pós-operatório, à medida que se dá a cicatrização, o cirurgião vai soltando os pontos e abrindo aos poucos a fístula, compensando a cicatrização que vai ocorrendo e evitando o fechamento do canal de drenagem por ele criado.

COMPLICAÇÕES DA TRABECULECTOMIA

Embora o nervo óptico, sede da lesão glaucomatosa, normalmente não sofra com pressões oculares muito baixas, e talvez até se beneficie delas pelo aumento de fluxo sanguíneo, a retina pode contudo sofrer com tais pressões, levando à perda da visão central em decorrência de uma alteração macular chamada maculopatia hipotônica. Nesses casos, pode ser necessária uma nova intervenção cirúrgica para fechar mais a fístula e aumentar a pressão ocular.

Entretanto, há pacientes com pressão ocular de zero mmHg que não têm nenhuma alteração retiniana ou da visão. Nesses casos, não há necessidade de nova intervenção cirúrgica.

A fim de diminuir a possibilidade de maculopatia hipotônica, o cirurgião deixa a fístula mais fechada de início, podendo a pressão ficar um pouco elevada nos dias subsequentes à cirurgia. À medida que ocorre a cicatrização, o cirurgião vai removendo os pontos responsáveis pelo fechamento da fístula com aplicações de laser, contrabalançando assim o fechamento da fístula dado pela cicatrização.

Em geral, o primeiro ponto é removido em torno de oito a 12 dias após a cirurgia, sendo os outros pontos retirados em seguida, conforme a cicatrização do paciente.

Infelizmente, embora existam testes para que o cirurgião determine o tempo de retirada dos pontos, em alguns casos tal retirada não diminui a pressão ocular devido a uma cicatrização intensa e/ou rápida. Em outros casos, a remoção dos pontos pode ocasionar drenagem excessiva, levando à hipotonia ocular.

No caso de cicatrização excessiva, seu médico poderá pedir a você que comprima o olho várias vezes por dia por cerca de dez segundos a fim de estimular a drenagem. Se isso não der certo, o cirurgião, utilizando-se de uma agulha muito fina e aplicando anestesia local, abre a fístula – técnica chamada de agulhamento.

O sucesso da trabeculectomia varia entre 70% e 90%, embora em algumas condições – glaucomas secundários com componentes inflamatórios, indivíduos da raça negra e pacientes com cirurgias oculares prévias – essa taxa de sucesso possa reduzir-se de forma drástica.

O pós-operatório é tão importante quanto a própria cirurgia, pois, como vimos, nesse período a cicatrização poderá determinar tanto o insucesso da cirurgia como também suas complicações.

OUTRAS COMPLICAÇÕES

Além da hipotonia, pode haver outras complicações, como diminuição da acuidade visual, astigmatismo e discreta queda da pálpebra (ptose palpebral). A diminuição da visão após a cirurgia pode ocorrer devido ao astigmatismo induzido pela sutura/cicatrização ou ao uso de colírios, usados no pós-operatório imediato, que dilatam a pupila. Nesses casos, tal diminuição é reversível.

Em pacientes com glaucoma avançado, essa perda da visão pode ser drástica e irreversível. Ela decorre de lesão adicional no nervo óptico, causada pelo inevitável desequilíbrio pressórico que ocorre na cirurgia. Essa situação é conhecida como *wipe-out*, sendo mais frequente quando o paciente apresenta perda de dois ou mais pontos centrais no exame de campo visual e surgindo em 2% a 10% desses casos.

O paciente também pode sentir um discreto desconforto ocular devido à formação da vesícula. Ela cria uma elevação na conjuntiva que faz que, ao piscar, a pálpebra não espalhe a lágrima de forma uniforme sobre a córnea. Não havendo lubrificação adequada e homogênea da córnea, surgem a sensação de corpo estranho e vermelhidão ocular. O olho então produz mais lágrimas para compensar a falta de lubrificação uniforme da córnea, o que em alguns pacientes resulta em excesso de lacrimejamento. Nesses casos, recomenda-se o uso de lubrificantes oculares. Em geral, esse sintoma desaparece com o passar do tempo.

Em raras situações, a vesícula pode se estender por cima da córnea. Nesses casos, é necessário fazer uma remodelagem cirúrgica da vesícula, deixando-a esteticamente aceitável.

Duas complicações sérias das cirurgias filtrantes antiglaucomatosas são a endoftalmite – infecção no globo ocular – e o glaucoma "maligno", cujo nome correto é glaucoma por bloqueio ciliar.

A endoftalmite é grave, pois quase sempre leva à perda parcial ou total da visão. Ela também pode ocorrer tardiamente. Isso porque a cirurgia promove a comunicação direta entre o interior do olho e o espaço subconjuntival, o que facilita a entrada de germes no globo ocular quando o paciente apresenta conjuntivite.

Para que isso não aconteça, sempre tome precauções higiênicas, evitando colocar a mão, lenços ou qualquer outro material não completamente limpo no olho operado. Uma conjuntivite que seria "inocente" em um olho não operado pode se tornar grave em um olho com fístula. **Em caso de irritação no olho operado, procure imediatamente seu oftalmologista.**

O glaucoma maligno (não confunda com câncer) foi assim chamado porque antigamente o tratamento era decepcionante. Hoje ele é muito raro nas cirurgias de glaucoma de ângulo aberto, aparecendo em 2% das cirurgias de glaucoma de ângulo fechado.

Nesse tipo de glaucoma, o humor aquoso, em vez de sair pela fístula, faz o caminho oposto, indo para a parte posterior do globo ocular. Se os medicamentos não forem suficientes, é necessário fazer uma cirurgia chamada vitrectomia, na qual, ao se remover o humor vítreo, permite-se que o humor aquoso volte a sair pela fístula. Mais raramente, o cristalino também precisa ser removido.

Atualmente vem sendo proposta a utilização de um implante (feito de aço inoxidável) que penetra no olho com a finalidade de substituir a trabeculectomia. Contudo, até o momento os trabalhos publicados nas melhores revistas de oftalmologia não mostram vantagens desse procedimento sobre a trabeculectomia convencional. Além do mais, ele torna a cirurgia mais custosa.

A trabeculectomia ainda é considerada pela vasta maioria de especialistas o melhor procedimento para combater o glaucoma, apesar do risco de complicações (como todas as cirurgias). Estas, contudo, não são frequentes e quando surgem em geral são resolvidas com facilidade. O tempo de sucesso dessa intervenção varia muito, mas situa-se em uma média de sete a dez anos. Contudo, não é raro que ela deixe de funcionar antes disso ou que dure por toda a vida.

TRABECULECTOMIA E CIRURGIA DE CATARATA

O tratamento clínico com colírios e as cirurgias antiglaucomatosas podem ocasionar e/ou acelerar a opacificação do cristalino, gerando a catarata. Por outro lado, o aumento do cristalino que ocorre na catarata também pode levar a um glaucoma secundário chamado glaucoma facogênico – patologia mais rara nos dias de hoje, tendo em vista que já não se espera a catarata ficar madura para removê-la.

A cirurgia da catarata também pode levar a glaucoma em consequência de inflamação pós-operatória ou de complicações intraoperatórias. Felizmente, com as técnicas modernas de facoemulsificação e os cuidados pós-operatórios, esse tipo de glaucoma tornou-se bem mais raro.

Na maioria das vezes, a cirurgia da catarata feita por facoemulsificação diminui a pressão ocular.

É importante ressaltar que a cirurgia de catarata em um paciente com uma trabeculectomia prévia bem-sucedida diminui sua eficiência em 80% a 90% dos casos. Em 10% a 15% dos pacientes ocorre o fechamento da fístula, retornando a pressão a níveis semelhantes aos de antes da cirurgia antiglaucomatosa. Isso ocorre porque a cirurgia da catarata estimula a cicatrização – processo que incentiva o organismo a diminuir ou fechar a drenagem da fístula da cirurgia do glaucoma. Por isso, muitos cirurgiões preferem fazer primeiro a cirurgia de catarata e depois a de glaucoma – ou realizar ambas ao mesmo tempo.

Em casos muito avançados de glaucoma, é preferível operar primeiro o glaucoma e, seis meses depois, quando o processo cicatricial dessa intervenção se encontrar quiescente, realizar a cirurgia da catarata. Isso porque fazer essa cirurgia em olhos com grande comprometimento do nervo óptico pode provocar um eventual pico pressórico, ocasionando a perda da visão central.

Cirurgias não penetrantes

Embora essa categoria de cirurgia seja teoricamente interessante, poucos oftalmologistas aderiram a ela e muitos deixaram de usá-la, por se tratar de uma técnica mais difícil, que requer grande manipulação dos tecidos oculares, tornando as reoperações pelo menos em tese menos eficazes. Além disso, em 60% dos casos é preciso fazer aplicações de laser no pós-operatório para que a cirurgia tenha sucesso. Sua eficiência em geral é menor que a da trabeculectomia.

Cirurgias canaliculares e supracoroidais

Recentemente novas técnicas têm sido propostas, nas quais não se depende de uma fístula com comunicação subconjuntival para reduzir a pressão ocular.

O iStent é um implante de titânio semelhante a um *snorkel* que transpassa o trabeculado (local de resistência ao escoamento do humor aquoso), reduzindo a pressão ocular. Em geral é necessário mais de um implante e o procedimento costuma ser feito junto com a cirurgia da catarata. A redução da pressão com essa técnica é pequena e na maioria das vezes consegue-se apenas diminuir o uso do colírio hipotensor ocular. Por ser uma técnica cirúrgica intraocular, está sujeita a complicações que podem ser severas.

Outra técnica é o Gold Shunt, colocado no espaço entre a esclera e a coroide. Por ter se mostrado eficaz por um curto tempo e em razão do risco de complicações graves não ser desprezível, o Gold Shunt é raramente utilizado.

Entre as novas técnicas que ainda precisam ser mais bem avaliadas quanto à eficácia e à segurança estão a canaloplastia, o uso do trabecutome e o *peeling* trabecular. Os primeiros resultados mostram uma redução pressórica muito pequena, e sua validade em casos iniciais de glaucoma, nos quais seriam utilizadas em substituição a um ou mais colírios, ainda levará tempo para ser avaliada. **Tenha uma conversa franca com seu médico a fim de discutir os riscos e os benefícios dessas técnicas mais recentes antes de realizá-las.**

Implantes

São dispositivos de drenagem destinados a reduzir a pressão ocular quando uma ou duas trabeculectomias falharam ou quando, devido ao estado da conjuntiva, não é possível realizar esse procedimento ou outra cirurgia filtrante. Também são indicados em alguns tipos de glaucoma em que sabidamente as cirurgias filtrantes têm pouca chance de sucesso.

Tais implantes consistem em uma placa de silicone ligada a um tubo também de silicone. A placa é colocada em cima da esclera e abaixo da conjuntiva; já o tubo fica na câmara anterior, de onde sai o humor aquoso em direção à placa. Esta tem como finalidade simplesmente evitar que haja aderência da conjuntiva à esclera, impedindo a absorção do humor aquoso.

Os implantes são invisíveis a olho nu, e o desconforto ocular gerado por eles é raro.

Esse tipo de cirurgia tem aproximadamente 70% a 80% de sucesso, que tende a diminuir em média 10% ao ano. Assim, 50% dos implantes que no início controlavam a pressão ocular deixam de fazê-lo cinco anos após a sua implantação. Nesses casos, pode-se tentar recuperá-los desobstruindo o trajeto do humor aquoso nesses diapositivos – processo conhecido como irrigação forçada do tubo, cujo êxito fica em torno de 20% a 30%. Como o procedimento é muito simples, apesar da baixa taxa de sucesso, é interessante tentá-lo quando possível.

Caso não seja possível recuperar a eficácia do implante reduzindo a pressão ocular a níveis compatíveis com a pressão-alvo, pode-se colocar um segundo implante. Os implantes mais usados são os de Ahmed FP e de Baerveldt. Recentemente foi lançado o Susanna UF, que está sendo testado em várias universidades brasileiras a pedido da Agência Nacional de Vigilância Sanitária (Anvisa).

Processos ciclodestrutivos

Essas cirurgias visam destruir parcialmente o corpo ciliar, órgão responsável pela produção do humor aquoso. Com isso, menos líquido entra no olho e a pressão intraocular se reduz.

Infelizmente os efeitos dessa ciclodestruição não são totalmente previsíveis e em várias ocasiões o procedimento precisa ser repetido. Em 5% a 10% dos casos a redução da produção do humor aquoso pode ser de tal monta que causa a atrofia do olho.

A ciclodestruição pode ser obtida pelo congelamento do corpo ciliar (ciclocriocoagulação), a mais antiga, menos previsível e mais dolorosa de todas as técnicas existentes. Também se pode destruir parte do corpo ciliar com laser de diodo através da esclera, sem visualização direta do corpo ciliar (ciclofotocoagulação) e com visualização direta dele (endociclofotocoagulação).

Mesmo sendo mais precisa, na endociclofotocoagulação a atrofia do globo ocular pode ocorrer em 5% dos casos até cinco anos após o procedimento. Também em 10% a 15% dos pacientes pode haver grande redução da visão.

Pressões muito baixas ou muito altas podem surgir após as cirurgias ciclodestrutivas. Por isso, elas são aconselháveis quando os implantes não foram suficientes para reduzir a pressão ocular ou quando as condições técnicas impedem a colocação dos implantes.

Para ilustrar como se deve fazer o planejamento cirúrgico, vejamos o caso de um paciente que me foi encaminhado para a realização de trabeculectomia. Ele tinha glaucoma moderado, mas não o controlava com colírios. Além disso, apresentava uma catarata incipiente, que não lhe causava nenhum desconforto visual.

Se realizássemos a cirurgia do glaucoma, a catarata aumentaria, trazendo desconforto visual ao paciente. Com isso, teríamos de operar a catarata. Ao fazê-lo, a cirurgia do glaucoma prévia teria 90% de chance de se tornar menos eficiente e 10% de se perder totalmente. Se isso ocorresse, haveria a necessidade de uma nova cirurgia de glaucoma – esta com menor chance de sucesso do que a primeira trabeculectomia, pois o olho já teria sido submetido a duas cirurgias antes, criando uma memória cicatricial, principal motivo de insucesso das cirurgias filtrantes. Assim, decidi realizar trabeculoplastia a laser, reduzindo a pressão ocular para níveis compatíveis com a pressão-alvo. Anos depois, quando a eficácia da aplicação do laser diminuiu e a catarata aumentou, provocando desconforto no paciente, realizamos a cirurgia combinada de glaucoma e catarata. Dessa forma, com uma única intervenção cirúrgica, aumentamos as chances de sucesso e reduzimos o custo e os riscos associados a possíveis três outras intervenções.

5. Os dez mitos mais comuns do glaucoma

ALGUMAS INVERDADES SE tornaram mitos e estão associadas a informações que frequentemente prejudicam os pacientes e a população em geral. Vejamos a seguir as principais.

Mito 1: todos os pacientes com glaucoma têm pressão ocular elevada

ANTIGAMENTE, ACREDITAVA-SE QUE PRESSÃO ocular acima de 21 mmHg era sinônimo de glaucoma, enquanto abaixo desse valor não representaria perigo. Na realidade, há pessoas com pressão abaixo de 21 mmHg que têm glaucoma (glaucoma de pressão normal) e outras com pressão acima desse valor que não têm a doença (hipertensos oculares).

O que define a presença ou não do glaucoma é o aspecto do nervo óptico. Portanto, pergunte sempre ao seu oftalmologista qual é sua pressão ocular, mas sobretudo como está seu nervo óptico.

Mito 2: eu enxergo muito bem, portanto não tenho glaucoma

MUITAS PESSOAS NÃO PROCURAM o oftalmologista pensando que, por enxergar bem, não têm glaucoma. Perdem, assim, uma excelente oportunidade de ter a doença diagnosticada na fase inicial, quando a lesão glaucomatosa é facilmente controlada.

Os defeitos de visão de um olho são compensados pelo outro olho e vice-versa, mascarando a perda visual. E, mesmo quando o defeito é avançado, o cérebro complementa a imagem que falta com imagens adjacentes, tornando tal perda imperceptível para o indivíduo.

Quase todos os tipos de glaucoma da ângulo aberto, os mais comuns, são assintomáticos; os sinais só surgem em estágios muito avançados da doença, nos quais o tratamento é mais difícil e a progressão para a perda de visão mais provável.

Repetindo, a perda da visão por glaucoma é irreversível.

Mito 3: eu sempre testo minha visão periférica para saber se tenho ou não glaucoma

Muitos pacientes que chegam ao meu consultório sabem que o glaucoma prejudica a visão periférica e pensam que podem avaliar a presença da doença tampando um olho para saber quanto enxergam com o outro ou testando a visão periférica com as próprias mãos.

Na realidade, porém, o campo que se perde inicialmente não é o temporal (direito no olho direito e esquerdo no do olho esquerdo), e sim o nasal (do lado do nariz de cada olho). Na maioria das vezes, essa perda é ocultada pelo próprio nariz da pessoa.

Recentemente, durante uma viagem de avião, uma brasileira sentada ao meu lado, vendo que eu estava escrevendo sobre glaucoma (exatamente este livro), disse-me que tinha a doença. Perguntei se seu campo visual estava prejudicado a fim de ter uma ideia da gravidade de seu glaucoma. Ela respondeu que não e, gesticulando com ambas as mãos ao mesmo tempo, mostrou que os campos temporais estavam normais. Fiquei surpreso com o fato de uma pessoa bem informada, portadora da doença que mais cega no mundo de forma irreversível, estar tão perigosamente equivocada. Alertei-a sobre o fato de o campo que se perde no glaucoma ser nasal e não temporal e da necessidade de se inteirar melhor com seu oftalmologista.

A perda dos campos temporais ocorre em afecções neurológicas, entre elas tumores cerebrais. É impossível testar a visão periférica, principalmente do lado nasal, sem equipamento e técnica apropriados em consultório médico.

Mito 4: estilo de vida não influencia o glaucoma

Exercícios aeróbicos – como natação, correr ou caminhar – praticados por pelo menos 30 minutos três vezes por semana podem reduzir a pressão ocular em até 20%.

Pacientes com glaucoma devem evitar a posição de cabeça para baixo (comum em certos exercícios de ioga), pois ela aumenta a pressão ocular em aproximadamente 200% (duas vezes a pressão do olho).

O tabaco pode aumentar a pressão ocular. Embora a maconha a abaixe, seu efeito é muito passageiro e a redução da pressão, insuficiente.

Mito 5: os exames para glaucoma são cansativos e chatos

Nem todos. Os pacientes reclamam em especial do que avalia o campo visual, mas é bom ressaltar que eles são de extrema importância na detecção, no controle e na avaliação do risco de progressão da doença.

Existem três exames básicos para detectar e seguir a evolução do glaucoma:

1 O *exame oftalmoscópico*, no qual o médico examina o fundo de olho dando especial atenção ao nervo óptico. Muitas vezes, esse exame é acompanhado de fotografia estereoscópica do nervo ou de exames de imagem computadorizados para melhor avaliar o nervo óptico. Somente a documentação gerada com esses exames complementares permite ao médico detectar a progressão das lesões do nervo óptico causada pelo glaucoma.

2 A *aferição da pressão ocular*, a qual, devido à flutuação e aos picos que apresenta, deve ser apreciada por meio da prova de sobrecarga hídrica – meu exame preferido para essa avaliação –, da minicurva ou curva tensional diária de 24 horas ou ainda por intermédio de várias aferições em diferentes dias e horários.

3 O *teste de campo visual* (perimetria), que consiste na projeção de luz de intensidade variável para detectar a perda da visão periférica e central.

Mito 6: a pressão ocular medida uma vez no consultório é suficiente para o diagnóstico e o tratamento

Na realidade, a pressão ocular pode variar mais que 10 mmHg em 24 horas – daí a necessidade de medi-la várias vezes e/ou de realizar o teste de sobrecarga hídrica para detectar o pico pressórico, considerado um dos principais fatores na progressão da moléstia.

Essas medidas estão indicadas em pacientes suspeitos de glaucoma e portadores da doença, e não precisam ser feitas de forma rotineira em indivíduos considerados normais.

Mito 7: minha pressão ocular está normal (abaixo de 21 mmHg) com o tratamento

ESSE É UM MITO perigoso. O termo "pressão normal" refere-se a um valor estatístico encontrado na população, e não ao controle da doença. Assim, um paciente com "pressão normal" pode acabar ficando cego.

Não existe um número mágico de pressão que sirva para todos os portadores de glaucoma. Alguns necessitam manter a pressão a 10 mmHg, enquanto outros podem ter pressões mais elevadas sem prejuízo de sua função visual. Esse é o conceito de "pressão-alvo", que é determinada individualmente pelo oftalmologista com base em uma série de fatores, como idade, expectativa de vida, grau de lesão glaucomatosa e velocidade de progressão da doença, entre outros.

Mito 8: o glaucoma sempre leva à cegueira

ESSA AFIRMAÇÃO É TOTALMENTE incorreta. De acordo com a instituição The Glaucoma Foundation, sediada em Nova York, 90% dos casos de glaucoma não teriam evoluído para a cegueira se diagnosticados e tratados de forma adequada.

Se você já recebeu o diagnóstico, basta ficar atento e seguir as instruções de seu médico. Lembre-se de que os exames de campo visual, imagem do nervo óptico e detecção de picos pressóricos são importantíssimos na avaliação periódica do glaucoma.

Raramente o portador de glaucoma pode deixar de fazer esses exames por um tempo superior a 12 meses. Em geral, o intervalo-padrão gira em torno de quatro meses, mas pode variar dependendo do caso.

Se o paciente for cuidadoso, evitará a cegueira.

Mito 9: o glaucoma tem cura

O glaucoma crônico de ângulo aberto, a forma mais comum da doença, não tem cura e sim controle. Até mesmo a cirurgia pode perder a eficácia com o tempo.

Alguns tipos de glaucoma, como o de ângulo fechado, quando diagnosticados precocemente, podem ser curáveis, bem como alguns secundários, quando sua causa é removida.

Mito 10: existem poucas opções no tratamento do glaucoma

Ao contrário, existem numerosos tratamentos disponíveis para o glaucoma. Houve um grande avanço nessa área com o lançamento de medicamentos muito potentes ou combinações de medicamentos que reduzem a pressão e controlam seus picos com menos efeitos colaterais.

A utilização do laser e grandes avanços cirúrgicos com técnicas modernas aumentaram o sucesso e diminuíram sensivelmente as complicações.

Maior causa de cegueira irreversível do mundo, o glaucoma tem uma reputação sinistra, pois atinge, na maioria das vezes, os dois olhos do indivíduo e só origina sintomas em fases avançadas, sendo frequente em parentes diretos e acometendo várias pessoas de uma mesma família.

Porém, com mais acesso a informações como as contidas neste livro, a população poderá interagir melhor com seu oftalmologista. Com os atuais avanços no diagnóstico e no tratamento, acredito que a má reputação da doença está com os dias contados.

6. Outros tipos de glaucoma

No Capítulo 3 vimos como é importante diferenciar os tipos de glaucoma. Nesta seção, abordaremos outras modalidades menos comuns, mas ainda assim perigosas, da doença.

Glaucoma cortisônico

É causado pela cortisona (esteroides) presente em certos colírios. A fórmula desses colírios traz substâncias como dexametasona e predinisolona, cuja finalidade é diminuir a irritação/inflamação do olho; portanto, sua instilação quase sempre oferece conforto ocular. Dessa forma, muitas pessoas utilizam-nos sem orientação médica. Porém, seu uso indiscriminado pode causar glaucoma com pressões muito elevadas, que danificam ou até mesmo destroem totalmente o nervo óptico em um curto período.

Infelizmente, temos recebido vários pacientes cegos ou quase cegos pelo uso indevido desses colírios, que também podem levar à formação de catarata e agravar infecções virais oculares.

Portanto, fique atento ao sufixo "ona" nas substâncias que compõem o colírio, embora ele nem sempre esteja relacionado a esteroides. Os colírios que contêm cortisona só devem ser usados sob prescrição médica e por tempo determinado.

Glaucoma neovascular

Surge em decorrência da proliferação de vasos sanguíneos que, a partir da íris, migram em direção ao sistema de drenagem do olho, ocluindo-o. É um glaucoma grave, com pressões elevadas e geralmente doloroso. Ocorre com mais frequência em pacientes diabéticos não bem controlados, embora também possa surgir em indivíduos com bom controle glicêmico, relacionando-se com o tempo de duração do diabetes.

A retinopatia diabética, terceira causa de cegueira irreversível no mundo, surge em decorrência da falta de irrigação sanguínea (isquemia), necessária para manter a vitalidade da retina. Para compensá-la, o organismo lança mão de uma proliferação de vasos sanguíneos. Porém, eles não conseguem suprir a deficiência de irrigação e podem sangrar, retraindo os tecidos que os acompanham (fibrovasculares) e gerando perda de visão e descolamento da retina.

Por esse motivo, quando há retinopatia diabética, o tratamento consiste em destruir as áreas isquêmicas (que para a visão já são inúteis) a fim de que elas não estimulem a proliferação desses vasos sanguíneos. Esse procedimento, denominado fotocoagulação retiniana, é feito com laser. Pode-se, conjuntamente, realizar a aplicação de anticorpos antiproliferativos vasculares (como o Avastin ou Lucentis).

Uma vez instalado o glaucoma neovascular, deve-se tratar assim que possível a retina da forma descrita e, ao mesmo tempo, reduzir a pressão ocular. Em geral, isso é feito com cirurgia usando implantes.

O tratamento clínico é quase sempre ineficaz nesse tipo de glaucoma, bem como as cirurgias filtrantes convencionais (trabeculectomia). Em casos iniciais, contudo, esses procedimentos podem ser tentados antes da indicação dos implantes de drenagem.

Outra causa frequente desse tipo de glaucoma é a trombose da veia principal da retina. Ela ocasiona isquemia, o que leva à proliferação vascular – à semelhança do diabetes. Acomete pessoas de mais idade e está associada a pressão arterial alta não controlada.

O glaucoma neovascular decorrente da trombose da veia central da retina é também conhecido como glaucoma dos 100 dias, pois geralmente aparece cerca de 100 dias após a trombose. O tratamento e a prevenção são similares aos utilizados no glaucoma originado pelo diabetes.

Glaucoma congênito

COM INCIDÊNCIA DE 1/10.000 nascimentos, atinge ambos os olhos da criança em 75% dos casos, sendo ocasionado por uma malformação congênita do sistema de drenagem.

Caracteriza-se pelo crescimento do olho. A criança mostra grande aversão à luz, fechando os olhos em ambientes iluminados e lacrimejando frequentemente, em especial quando exposta à luminosidade (fotofobia).

Esse glaucoma surge em qualquer época após o nascimento, podendo inclusive estar presente durante a vida intrauterina, mas em geral o diagnóstico é feito entre os 12 e os 18 meses.

Quanto mais precoce for seu aparecimento, mais grave ele é. O único tratamento é o cirúrgico, que deve ser feito com relativa urgência.

Ao contrário do glaucoma do adulto, na maioria das vezes as cirurgias indicadas são a goniotomia (possível somente quando a córnea estiver transparente) – que consiste em abrir o sistema de drenagem do olho mediante uma incisão na córnea – e a trabe-culotomia – em que se consegue o mesmo resultado fazendo-se a incisão de fora para dentro do olho. Por serem procedimentos muito específicos, foge ao escopo deste livro descrevê-los.

Não raramente essas cirurgias precisam ser repetidas, de-pendendo da gravidade do problema. Em alguns casos é ne-cessário recorrer a implantes ou até mesmo a procedimentos ciclodestrutivos.

Glaucoma associado a angiomatose facial

EMBORA RELATIVAMENTE RARO, OPTAMOS por mencioná-lo por-que a angiomatose (mancha vermelha/vinhosa que surge na face), quando atinge a pálpebra superior, pode associar-se a glau-coma severo em 50% dos casos. Muitos pacientes não sabem des-sa associação, sendo importante alertá-los sobre a necessidade de procurar o oftalmologista em tempo hábil.

O tratamento é semelhante ao glaucoma de ângulo aberto.

Em alguns casos também existem hemangiomas no cérebro, sendo por isso fundamental realizar uma avaliação neurológica.

Glaucoma traumático

OCORRE APÓS TRAUMA OCULAR, podendo ser direto, provocado pela lesão, ou indireto, originado do processo inflamatório de-corrente dela. Qualquer pessoa que tiver sofrido trauma no olho deve ser examinada, por meio de gonioscopia, a fim de verificar se houve lesão direta do sistema de drenagem.

Quando a lesão acomete menos de 180 graus do olho, é im-provável que o glaucoma surja. Quando isso acontece, em geral é consequência do processo inflamatório, sendo quase sempre transitório e tratado com anti-inflamatórios e hipotensores oculares.

Contudo, caso se observe lesão do sistema de drenagem (recessão angular) com extensão superior a 180 graus, o glaucoma pode surgir mesmo 25 anos após o trauma.

Uma vez resolvido o processo inflamatório, se a pressão ocular se mantiver elevada, o tratamento é similar ao do glaucoma de ângulo aberto.

Saliente-se que, em caso de trauma ocular, também é preciso realizar um mapeamento da retina, pois caso ela tenha se rompido pode sofrer descolamento.

Glaucomas inflamatórios

DECORREM DE PROCESSOS INFLAMATÓRIOS intraoculares chamados uveítes. Estas podem ser provocadas por toxoplasmose, tuberculose, sífilis, infecções virais, entre outros fatores.

Nesses casos, a causa primária é tratada e, ao mesmo tempo, utilizam-se medicamentos hipotensores oculares associados a anti-inflamatórios tópicos – e, às vezes, injetáveis ou orais.

Contudo, nas uveítes crônicas, cujas causas não foram estabelecidas ou não puderam ser eliminadas, o glaucoma torna-se bem mais difícil de ser tratado com colírios ou até mesmo com cirurgia. A aplicação do laser está contraindicada na maioria dos casos, e colírios como a pilocarpina e as prostaglandinas geralmente agravam o processo inflamatório, restringindo sobremaneira as opções terapêuticas.

7. Recursos para melhorar a deficiência visual secundária ao glaucoma

CASO O GLAUCOMA já tenha roubado a visão do paciente de forma irreversível, é possível melhorar sua qualidade de vida com o auxílio de equipamentos ópticos e orientações adequadas.

Pedi à dra. Maria Aparecida Onuki Haddad, chefe do Serviço de Visão Subnormal da Divisão de Clínica Oftalmológica da Faculdade de Medicina da USP, que explicasse aqui, de maneira sucinta, como chegar a esses resultados.

No glaucoma, há várias formas de deficiência visual:

> Redução do alcance visual.
> Diminuição da sensibilidade ao contraste.
> Grande redução do campo visual.
> Perda total da visão.

Um dos quadros mais comuns nos casos de glaucoma avançado é o comprometimento do campo visual (com grande perda da amplitude), exemplificado nas Figuras 9 e 10 (veja a página 72). Quando ocorre perda da amplitude do campo visual, a pessoa tem:

> Dificuldade de orientação espacial adequada e segura (não consegue enxergar todo o ambiente).

> Dificuldade de andar na rua ou em ambientes que não conhece (não percebe buracos na calçada, não enxerga degraus e pode não perceber carros numa via ao atravessar a rua).
> Dificuldade de perceber pessoas ao seu redor.
> Dificuldade para ler textos.
> Perda total da visão.

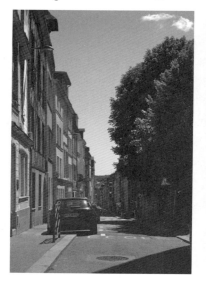

Figura 9 – Visão normal

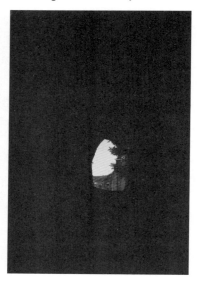

Figura 10 – Comprometimento severo do campo visual no glaucoma avançado

O indivíduo com perda visual deve procurar serviços especializados na área da reabilitação da deficiência visual. Estes, de acordo com a gravidade de cada caso, desenvolverão estratégias para aumentar a funcionalidade do paciente e resgatar sua autonomia.

O que é feito nos serviços de reabilitação visual?

VÁRIOS PROCEDIMENTOS PODEM SER realizados para ajudar a pessoa com deficiência visual. O oftalmologista receita recursos especiais que promovem maior resolução visual, entre eles: auxílios ópticos (para aumentar a imagem, para diminuir a intolerância à luz e para ajustar a imagem nos casos de campo visual muito comprometido), auxílios não ópticos (como iluminação adequada, pranchas para maior comodidade de leitura, aumento do contraste de textos), auxílios de ampliação em vídeo (recursos eletrônicos) e auxílios de informática (programas para ampliar o conteúdo apresentado no monitor do computador ou para ter acesso a ele por meio de voz sintetizada).

Auxílios ópticos para ampliação da imagem
Por suas propriedades ópticas, tais recursos ampliam a imagem, aumentando sua resolução. Vejamos alguns deles:

> Auxílios montados em armações de óculos binoculares – lentes esféricas ou esferoprismáticas em ambos os olhos – e monoculares – lentes esféricas montadas em armação de óculos, mas com graduação somente para o olho de melhor visão (Figuras 11 e 12).
> Lupas manuais: há vários modelos e ampliações, que podem ter fonte de iluminação acoplada (Figura 13).
> Lupas de apoio: são montadas num suporte rígido que fica apoiado sobre o texto a ser lido. Também comportam fonte de iluminação (Figuras 14 e 15).
> Sistemas telescópicos: sistemas de lentes que fornecem ampliação para distâncias longas, intermediárias e curtas. A

imagem parece proceder de um objeto mais próximo do observador e, portanto, fica maior. Esses sistemas podem ser manuais ou montados em armações, monoculares ou binoculares. A maneira de utilização mais frequente é a monocular e manual. No entanto, se houver necessidade de realizar tarefas visuais longas, o sistema telescópico é montado numa armação de óculos ou em um suporte de cabeça, para que as mãos fiquem livres para executar as atividades e evitar a fadiga; afinal, segurar o sistema telescópico por longos períodos é uma tarefa cansativa (Figuras 16 e 17).

Auxílios ópticos para contração generalizada de campo visual

Visam condensar as informações periféricas dentro da ilha de visão e melhorar a eficiência do rastreamento. O método mais utilizado é o de diminuição da imagem por meio de auxílios como telescópios reversos e lentes negativas. O fator limitante é a diminuição da acuidade visual secundária à diminuição da imagem (Figuras 21, 22, 23 e 24).

Auxílios ópticos para controle da iluminação

As lentes filtrantes diminuem o ofuscamento e aumentam a percepção de contraste. A escolha da melhor lente depende do quadro ocular e dos sintomas visuais.

Auxílios eletrônicos para ampliação da imagem

O principal auxílio eletrônico para ampliação da imagem, antes conhecido como CCTV (*closed circuit television*, circuito fechado de televisão), hoje é chamado de auxílio eletrônico de ampliação da imagem. Ele combina uma câmera, um sistema óptico e um monitor. Existem, de forma geral, três grupos de modelos: de mesa (*desktop*), manuais e montados em armações. Alguns modelos manuais podem ser portáteis (Figuras 18, 19 e 20).

Auxílios não ópticos

Modificam materiais e melhoram as condições do ambiente com o objetivo de aumentar a resolução visual. Podem ser empregados isoladamente ou em conjunto com auxílios ópticos. Os principais são: ampliação do tamanho real dos objetos (por exemplo, textos ampliados); controle da iluminação (uso de iluminação adequada no ambiente); posicionamento e postura (emprego de pranchas inclinadas como suporte e de guias para leitura e escrita); aumento do contraste (folhas de acetato amarelo sobre textos, uso de canetas de ponta porosa e lápis macio) (Figuras 25, 26 e 27).

De acordo com o comprometimento, principalmente diante de grande perda na amplitude do campo visual, o atendimento especializado será necessário. A pessoa receberá orientação e treinamento para ter uma mobilidade segura, inclusive em ambientes não familiares. Muitas vezes, será necessário o uso da bengala (que a pessoa deverá aprender a utilizar com segurança). Outros auxílios para mobilidade estão disponíveis, como aparelhos com sonar para detecção de barreiras no ambiente. Algumas pessoas optam pelo cão-guia, sob a orientação de centros de treinamento especializados.

Nos casos de perda visual profunda ou total, além dos auxílios de informática, é possível adotar o sistema braile para ler e escrever.

Serviços e instituições especializados podem desenvolver ações – que promovam a inclusão escolar e no mercado de trabalho – a fim de melhorar a qualidade de vida da pessoa com deficiência visual.

Em diversos países, inclusive no Brasil, o deficiente visual pode requerer benefícios legais para promover sua inclusão social (isenção de impostos, isenção de tarifa de transporte público coletivo etc.). Para saber mais, visite: http://www.vejam.com.br/baixavisao-direitos/.

Figura 11 – Óculos com lentes esferoprismáticas

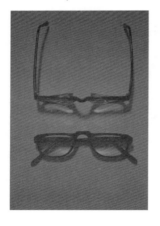

Figura 12 – Óculos com lentes esféricas

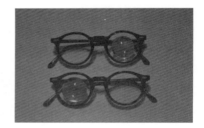

Figura 13 – Lupas manuais com e sem iluminação

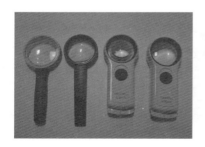

Figura 14 – Lupa de apoio iluminada para leitura

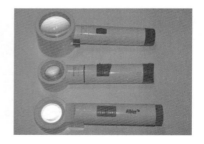

Figura 15 – Lupa de apoio planoconvexa (tipo barra e tipo peso)

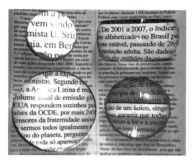

Figura 16 – Sistemas telescópicos manuais monoculares

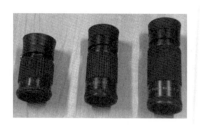

Figura 17 – Sistemas telescópicos binoculares montados (para perto e para longe)

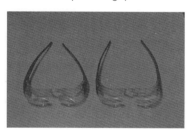

Figura 18 – Sistemas de ampliação em vídeo tipo *desktop*

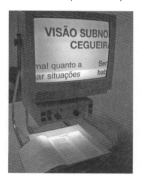

Figura 19 – Sistema de ampliação em vídeo manual

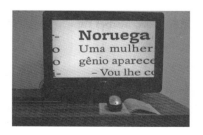

Figura 20 – Sistema de ampliação em vídeo portátil

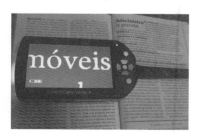

Figura 21 – Lente negativa para campo visual de pequena amplitude

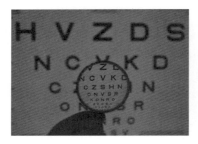

Figura 22 – Lente negativa para campo visual de pequena amplitude

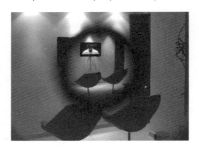

Figura 23 – Sistema telescópico reverso para campo de pequena amplitude

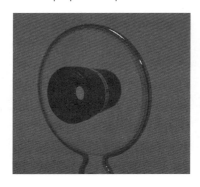

Figura 24 – Sistema telescópico reverso para campo de pequena amplitude

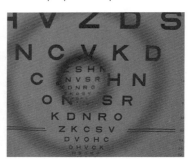

Figura 25 – Aumento do contraste para facilitar a leitura

> "Seja a mudança que você quer ver no mundo"
>
> Dalai lama

> "Seja a mudança que você quer ver no mundo"
>
> Dalai lama

Figura 26 – Acetato amarelo para aumento do contraste

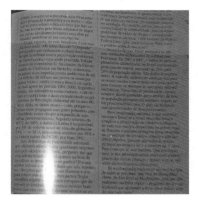

Figura 27 – Prancha inclinada para facilitar a leitura

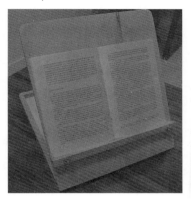

Referências

BELL, J. A. "Primary open-angle glaucoma". 2013. *E-medicine health.* Disponível em: <http://www.emedicinehealth.com/primary_open-angle_glaucoma/article_em.htm>. Acesso em: 22 abr. 2013.

BRIGHT FOCUS FOUNDATION. "Glaucoma & fact statistics". 2012. Disponível em: <http://www.brightfocus.org/glaucoma/about/understanding/facts.html>. Acesso em: 20 abr. 2013.

COLENBRANDER, A.; FLETCHER, D. *Low vision rehabilitation. A study guide and outline for ophthalmologists, residents and allied health personnel.* Anaheim: JCAHPO, 2003. Disponível em: <http://www.ski.org/Colenbrander/Images/JCAHPO_Manual.pdf>. Acesso em: 7 abr. 2013.

FAYE, E. E. *Clinical low vision.* 2 ed. Nova York: Little, Brown and Company, 1984.

FAYE, E. E. *et al. A new look at low vision care. The Lighthouse ophthalmology resident training manual.* Nova York: Lighthouse International, 2000.

FONDA, G. *Management of the patient with subnormal vision.* Saint Louis: The C. V. Mosby Company, 1965.

HADDAD, M. A. O.; SAMPAIO, M. W.; KARA-JOSÉ, N. *Baixa visão na infância. Manual básico para oftalmologistas.* São Paulo: Laramara, 2001.

HADDAD, M. A. O.; SIAULYS, M. O. C.; SAMPAIO, M. W. *Baixa visão na infância. Guia prático de atenção oftalmológica.* São Paulo: Secretaria de Estado dos Direitos da Pessoa com Deficiência, 2012.

HADDAD, M. A. O. *et al.* "Visual impairment secondary to congenital glaucoma in children: visual responses, optical correction and use of low vision aids". *Clinics*, v. 64, n. 8, 2009, p. 725-30.

HEIJL, A. "Perceived and real glaucoma progression". 2007. Palestra não publicada.

MACHADO, C. G.; BABIC, M.; SUSANNA JR., R. *Grand rounds – Casos desafiadores que merecem ser vistos.* São Paulo: Departamento de Oftalmologia da Universidade de São Paulo, 2011.

NATIONAL ALLIENCE FOR EYE AND VISION RESEARCH. "National Alliance for Eye and Vision Research (NAEVR) Fact Sheet". s/d. Disponível em: <http://www.eyeresearch.org/resources/NEI_factsheet.html>. Acesso em: 12 abr. 2013.

SAMPAIO, M. W.; HADDAD, M. A. O. *Baixa visão: manual para o oftalmologista.* Rio de Janeiro: Guanabara Koogan, 2009.

SAMPAIO, M. W. *et al. Baixa visão e cegueira. Os caminhos para a reabilitação, a educação e a inclusão.* Rio de Janeiro: Cultura Médica/ Guanabara Koogan, 2010.

SUSANNA JR., R. *Glaucoma.* Coleção de Manuais Básicos CBO. Rio de Janeiro: Cultura Médica/São Paulo: Ciba Vision, 1999.

VEJAM. "Estatísticas e dados". 2008. Disponível em: <http://www.vejam.com.br/node/39>. Acesso em: 20 abr. 2013.

Anexo – Apoio aos portadores de glaucoma

DADA A IMPORTÂNCIA do glaucoma no mundo, tanto por ser a maior causa de cegueira irreversível como pelo grande prejuízo econômico que produz, surgiram várias associações de amigos e pacientes portadores da doença. O impacto do glaucoma na sociedade foi confirmado pela criação, em 2002, do Dia Nacional de Combate ao Glaucoma, comemorado anualmente no Brasil em 26 de maio.

A Associação Mundial de Pacientes Portadores de Glaucoma foi criada para melhorar a qualidade de vida dos portadores da doença e apoiar as associações em todo mundo que atuam com o mesmo fim. Para saber mais, visite: www.worldgpa.org.

A Associação Brasileira dos Amigos, Familiares e Portadores de Glaucoma (Abrag) é uma organização sem fins lucrativos que nasceu da conscientização de médicos especialistas, empresas farmacêuticas e famílias de pacientes sobre a necessidade de oferecer apoio, educação e informação à família e aos portadores do glaucoma. A Abrag nacional, presidida pela dra. Alcione Aparecida Messa, está localizada no prédio do Instituto de Oftalmologia da Universidade Federal de São Paulo. Para saber mais, visite: www.abrag.org.br.

A Abrag do Rio de Janeiro (www.abrag-rio.org.br) tem como presidente a dra. Isis Penido e também lidera ações em prol do combate à cegueira causada pelo glaucoma. Anualmente, a Abrag-Rio realiza mutirões que atendem cerca de 6.500 pessoas. Conheça o site: www.abrag-rio.org.br.

Em março de 2012, durante a Semana Mundial do Glaucoma, por cortesia de seu proprietário, o sr. Luiz Severiano Ribeiro, várias salas de cinema da rede Severiano Ribeiro (Kinoplex) em todo o território nacional veicularam o vídeo *Eye drops* [Colírio], que enfatiza a importância de seguir corretamente o tratamento. Agraciado com o prêmio de melhor vídeo no Simpósio Internacional de Glaucoma de 2006, ele foi produzido pelo professor Remo Susanna Jr., patrono da Abrag-Rio, e dirigido pela cineasta Kika Nicolela. Confira: http://www.youtube.com/watch?v=q6o-BUh-S9w.

Também com o apoio da prefeitura do Rio de Janeiro, por meio do prefeito, Eduardo Paes, e de sua mãe, Consuelo Paes, madrinha e cofundadora da Abrag-Rio, várias ações culturais têm sido desenvolvidas para divulgar a importância da doença e de sua conscientização pela população. Tais ações governamentais são de grande valor no combate à cegueira causada pelo glaucoma – que, além de comprometer seriamente a qualidade de vida dos pacientes e de seus familiares, representa um grande ônus social e econômico para o país.

Para saber mais, visite os seguintes sites:

Cuidado com o glaucoma
http://www.cuidadocomoglaucoma.com.br/

Sociedade Brasileira de Glaucoma
http://www.sbglaucoma.com.br/index.php

Conselho Brasileiro de Oftalmologia
http://www.cbo.com.br/novo/

Agradecimentos

A **MILU VILELA,** presidente do Museu de Arte Moderna de São Paulo (MAM), do Instituto Itaú Cultural e embaixadora da Unesco, pelo constante apoio às atividades científico-culturais, em especial no que se refere à Divisão de Clínica Oftalmológica da Faculdade de Medicina da Universidade de São Paulo.

A Miguel Lafer, presidente do conselho da Klabin S. A., Zeca Rudge, vice-presidente executivo do Itaú-Unibanco, e José Roberto Auriemo, presidente da construtora JHS-J, pela doação de equipamentos e pela renovação do anfiteatro e da biblioteca da Divisão de Clínica Oftalmológica da Faculdade de Medicina da Universidade de São Paulo. Suas contribuições a essa instituição e, indiretamente, à população brasileira são inestimáveis.

À família Joseph e Moise Safra, parceiros de longa data nas ações em prol do desenvolvimento científico e tecnológico da Divisão de Clínica Oftalmológica da Faculdade de Medicina da USP.

Ao meu amigo Stephen Kanitz, pelas sugestões na redação desta obra.

Aos meus pacientes, que com sua confiança e amizade moldaram meu desenvolvimento médico e foram a principal razão deste livro.

À minha família, pelo carinho, pelo amor e por compreender que o tempo despendido na escrita desta obra foi pequeno em relação à importância dela.

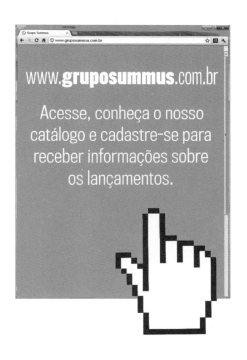

www.gruposummus.com.br

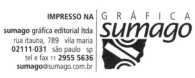

IMPRESSO NA
sumago gráfica editorial ltda
rua itauna, 789 vila maria
02111-031 são paulo   sp
tel e fax 11 **2955 5636**
sumago@sumago.com.br